Verlag von Julius Springer in Wien I.

In Verbindung mit den Büchern der Ärztlichen Praxis und nach den gleichen Grundsätzen redigiert, erscheint die Monatsschrift

Die Ärztliche Praxis

Unter steter Bedachtnahme auf den in der Praxis stehenden Arzt bietet sie **aus zuverlässigen Quellen sicheres Wissen** und berichtet in kurzer und klarer Darstellung über alle Fortschritte, die für die ärztliche Praxis von unmittelbarer Bedeutung sind.

Der Inhalt des Blattes gliedert sich in folgende Gruppen:

Originalbeiträge: Diagnostik und Therapie eines bestimmten Krankheitsbildes werden durch erfahrene Fachärzte nach dem neuesten Stand des Wissens zusammenfassend dargestellt.

Fortbildungskurse: Die internationalen Fortbildungskurse der Wiener medizinischen Fakultät teils in Artikeln, teils in Eigenberichten der Vortragenden. Das Gesamtgebiet der Medizin gelangt im Turnus zur Darstellung.

Seminarabende: Dieser Teil gibt die Aussprache angesehener Spezialisten mit einem Auditorium von praktischen Ärzten wieder.

Neuere Untersuchungsmethoden: Die Rubrik macht mit den neueren, für die Praxis geeigneten Untersuchungsmethoden vertraut.

Aus neuen Büchern: Interessante und in sich abgeschlossene Abschnitte aus der neuesten medizinischen Literatur.

Zeitschriftenschau: Klar gefaßte Referate sorgen dafür, daß dem Leser nichts für die Praxis Belangreiches aus der medizinischen Fachpresse entgeht.

Der Fragedienst vermittelt jedem Abonnenten in schwierigen Fällen, kostenfrei und vertraulich, den Rat erfahrener Spezialärzte auf brieflichem Wege. Eine Auswahl der Fragen wird ohne Nennung des Einsenders veröffentlicht.

Die Ärztliche Praxis kostet **im Halbjahr zurzeit Reichsmark 3·60** zuzüglich der Versandgebühren.

Alle Ärzte, welche die Zeitschrift noch nicht näher kennen, werden eingeladen, Ansichtshefte zu verlangen.

Innerhalb Österreich wird die Zeitschrift nur in Verbindung mit dem amtlichen Teil des Volksgesundheitsamtes unter dem Titel „Mitteilungen des Volksgesundheitsamtes" ausgegeben.

DIE BEHANDLUNG DER VERRENKUNGEN

VON

PROFESSOR Dr. CARL EWALD
WIEN

MIT 16 TEXTABBILDUNGEN

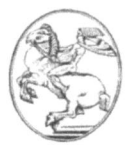

WIEN UND BERLIN
VERLAG VON JULIUS SPRINGER
1928

ISBN-13: 978-3-7091-9659-5   e-ISBN-13: 978-3-7091-9906-0
DOI: 10.1007/978-3-7091-9906-0

ALLE RECHTE, INSBESONDERE DAS DER ÜBERSETZUNG
IN FREMDE SPRACHEN, VORBEHALTEN
COPYRIGHT 1928 BY JULIUS SPRINGER IN VIENNA

Vorwort.

Die Lehre von den Verrenkungen hat gegenüber jener von den Knochenbrüchen sehr wenig Fortschritte gemacht. Wenn wir es wagen, mit diesem Büchlein vor die Öffentlichkeit zu treten, so möge die Rechtfertigung darin liegen, daß es einige neue oder abgeänderte einfache Einrichtungsverfahren enthält, die wir für eine Verbesserung halten. Die hier geschilderten Einrichtungsmethoden sollen den Arzt von einem Gehilfen unabhängig machen; sie sind mit Rücksicht darauf ersonnen, daß der kräftigste Körpermuskel, der Errector trunci, dem Zuge dienstbar gemacht wird, so daß die Hände andere feinere Verrichtungen übernehmen können. Der Arzt soll durch dieses kleine Büchlein rasch in den Stand gesetzt werden, sich jene Verfahren, die häufiger benötigt werden, ins Gedächtnis zurückzurufen.

Wien, im Juli 1928.

Dr. Carl Ewald.

Inhaltsverzeichnis.

	Seite
Einleitung	1
Die Verrenkungen der Halswirbelsäule	7
Die Verrenkungen im Kiefergelenke	11
Die Verrenkungen des Schlüsselbeines	12
Verrenkung des Sternoclaviculargelenkes	12
Verrenkung im Acromioclaviculargelenke	12
Die Verrenkungen im Schultergelenke	13
Die Verrenkungen im Ellbogengelenke	16
Verrenkung des Ellbogens	16
Verrenkung des Radiusköpfchens	19
Die Verrenkungen der Hand	19
Die dorsale Luxation	19
Die volare Luxation	20
Die Verrenkungen der Finger	20
Verrenkung des Daumens	20
Verrenkung der Finger	21
Die Verrenkungen im Hüftgelenke	22
Die Verrenkungen im Kniegelenke	26
Verrenkung der Kniescheibe	26
Verrenkung des Knies	27
Verrenkung des Unterschenkels	27
Verrenkung des Meniskus	28
Die Verrenkungen des Fußes im oberen Sprunggelenke	29
Die Verrenkungen des Fußes im unteren Sprunggelenke	34
Die Verrenkungen des Talus	36
Die Verrenkungen in der Fußwurzel	36

Einleitung.

Allgemeine Chirurgie der traumatischen Verrenkungen.

Kommen Gelenksflächen aus ihrem natürlichen Zusammenhang, so sprechen wir von einer Luxation oder Verrenkung. Verrenkungen können angeboren sein, sie können auch durch krankhafte Zerstörung der Kapsel oder der Gelenkskörper, aber auch durch Lähmung der Muskeln zustande kommen, weil die Gelenksflächen nicht nur durch den Luftdruck, sondern auch durch die Muskeln in Berührung erhalten werden. Hier sollen uns aber nur die t r a u m a t i s c h e n Verrenkungen beschäftigen und da denkt man zuerst an jene Verrenkungen, die mit einem Risse in der Kapsel einhergehen. Erfolgt der Riß, ohne daß ein Gelenkskörper heraustritt, so bleibt eine Distraktion des Gelenkes zurück; es kann in einer Richtung über den normalen Bewegungsumfang hinaus bewegt werden. Kommt aber noch ein Schub hinzu, so tritt aus dem Kapselrisse ein Gelenkskörper teilweise (Subluxation) oder vollständig heraus; naturgemäß ist es in der Regel der konvexe Gelenkskörper, der heraustritt. Die Bezeichnung der Verrenkungsform entspricht aber gewöhnlich nicht dem tatsächlich luxierten Gelenkskörper. Man spricht von einer Verrenkung des Vorderarmes, dennoch ist der Processus condyloideus des Humerus aus dem Kapselschlitze herausgetreten. Mitunter bezeichnet man die Verrenkungsform auch nach dem Orte, an dem sich der verrenkte Gelenksabschnitt befindet. Ist der Humeruskopf unter dem Rabenschnabelfortsatze, so nennt man das eine Luxatio subcoracoidea, ebenso spricht man ein anders Mal von einer Luxatio ischiadica, usw.

Ein K a p s e l r i ß entsteht bei jenen Gelenken, die einen großen Spielraum haben (Schulter, Hüfte usw.); bei kleinen Gelenken dagegen reißt die Kapsel im halben oder ganzen Umfange ab (Wirbelgelenke, Hand- und Fußwurzel). Es gibt aber auch Verrenkungen ohne Verletzung der Kapsel. Hat der knöcherne Halt des Gelenkes durch Bruch Schaden gelitten, so kann der Gelenkskontakt infolge Verschiebung der Bruchstücke aufgehoben werden. Ein Beispiel sind die Luxationsfrakturen im oberen Sprunggelenke. Wenn die Knöchel, zwischen denen sich der Talus bewegt, brechen, so kann der Fuß nach vier verschiedenen Richtungen verrenkt werden, ohne daß die Kapsel reißt; die Verrenkung wird in einem solchen Falle durch die Einrichtung des Knochenbruches behandelt. Es gibt aber auch andere Verrenkungen ohne Kapselriß, und das sind die Verrenkung des Kiefergelenkes, die Distentionsluxation des Radiusköpfchens und die Meniskusluxation. Beim Kiefergelenke ermöglicht es die Weiträumigkeit des Gelenkes, daß der Gelenkskopf über das Tuberculum articulare, das noch in der Gelenkshöhle liegt, hinübergleiten kann. Um den Hals des Radiusköpfchens schlingt sich das Ligamentum annulare wie eine Krawatte, die aber an der Ulna befestigt ist. In den ersten Lebensjahren ist der Radius am oberen Ende noch zylindrisch, Hals und Kopf haben sich noch nicht ausgebildet, und so kann das obere Radiusende aus der Schlinge herausschlüpfen. Es findet allerdings immer gleich wieder von selbst hinein; das ist jene lang gekannte und verschieden gedeutete Erscheinung, die entsteht, wenn ein Kind an der Hand geführt und plötzlich aufgerissen wird. Die Verrenkung des Meniskus ist eigentlich keine Gelenksverrenkung.

Die Diagnose der Verrenkung wird vom Verletzten nicht mit derselben Zuverlässigkeit gemacht, wie die der Fraktur, weil Distorsionen oft als Luxationen bezeichnet werden. Maßgebend ist für den Arzt zunächst die Regel, daß Verrenkungen nur im mittleren Lebensalter vorkommen. Diese Regel hat sehr seltene Ausnahmen. Bei Kindern lösen sich die Epiphysen oder knicken die Knochen eher, als daß die überaus beweglichen Gelenke nachgeben. Bei Greisen brechen auch die Knochen leichter, als sich die Gelenke verrenken.

Die Untersuchung auf Verrenkungen der Gelenke geht stets vergleichend vor und prüft zunächst das Aussehen der Gelenksgegend. Da die Pfanne leer ist und der Kopf sich an anderer Stelle befindet, darf man eine sicht- oder tastbare Grube einerseits und eine Vorwölbung andererseits erwarten. Bei der Betastung des ausgetretenen Gelenkskörpers wird man mit der Gliedmasse vor allem rollende Bewegungen machen und auf Mitbewegung des Knochenvorsprunges prüfen, den man für den verrenkten Gelenkskopf hält. Fettleibigkeit, sowie Blutunterlaufung erschweren die Untersuchung beträchtlich. Eine Subluxation ist natürlich schwerer zu erkennen als eine Verrenkung mit einer ausgiebigen Verlagerung des Gelenkskopfes. Der Bewegungsumfang ist fast immer, und zwar meistens in bezeichnender Weise eingeschränkt. Der Widerstand gegen gewisse Bewegungen ist ein federnder (zum Unterschied von der Fraktur). Die Gliedmasse befindet sich oft in einer Zwangshaltung, aus der man bestimmen kann, welcher Art die Luxation ist, wenn tatsächlich eine Verrenkung erfolgt ist. Diese Einschränkung ist nötig, weil eingekeilte Frakturen ähnliche Bilder wie Verrenkungen herbeiführen können. Daß man sich — wenn halbwegs möglich — des Röntgenverfahrens zur genaueren Diagnose bedienen wird, ist selbstverständlich; doch empfiehlt es sich, wenn man mit einer einmaligen Aufnahme auskommen will oder muß, die Röntgenuntersuchung nach ausgeführter Einrichtung zu machen. Es wird dann nicht nur festgestellt werden, daß die vollständige Einrichtung gelungen ist, sondern auch Gewähr geleistet, daß komplizierende Frakturen nicht übersehen werden. Die Aufnahmen müssen mindestens in zwei verschiedenen Ebenen gemacht werden. In schwierigen Fällen, in denen die Röntgenaufnahme der Diagnose dient, kann man oft erst aus einer Serie von Aufnahmen die richtigen diagnostischen Schlüsse ziehen.

Es ist natürlich, daß die Verrenkungen wegen ihrer großen Mannigfaltigkeit ungleich schwer und mit verschiedenen Handgriffen einzurichten sein werden. Die Schwierigkeiten der Einrichtung werden ferner dadurch gesteigert, daß die Gelenkskörper brechen oder sogar abbrechen können, daß sich Bruchstücke oder Kapselstücke, Muskeln oder Sehnen um den herausgetretenen Gelenkskopf herumschlingen oder sonstwie zwischen die Gelenksflächen kommen können. Ist der Kapselriß sehr eng, hat der ausgetretene Gelenkskopf einen schlanken Hals, so muß man den Kapselschlitz zum Klaffen bringen und das geschieht durch Wiederholung jener Bewegung, die ihn erzeugt hat. Daher die Regel, daß die Einrichtung damit zu beginnen habe, daß man die pathognomonische Stellung übertreibt. Den Kapselschlitz auf diese Art unter besonderer Gewaltanwendung zu vergrößern, ist wenig kunstgerecht, weil man dadurch der Reluxation Vorschub leistet, denn ein Kapselriß heilt immer nur zum geringen Teile zu und die Stelle bleibt immer dünner und weniger fest als die normale Kapsel. Deshalb versuche man stets verschiedene Einrichtungsmethoden, suche den Gelenkskopf auf immer neuen Wegen durch den Kapselschlitz hineinzubringen. Gewöhnlich steht wohl der verrenkte Gelenkskopf sozusagen vor der offenen Tür. Es kommt aber auch vor, daß er sich von ihr entfernt hat, und dann muß er eben zum Kapselschlitz zurückgeführt werden. Es ist aber nur selten möglich zu bestimmen, an welcher Stelle der Kapselschlitz ist. Wenn die Knechte, die eine Frau aus einer Lavine ausgruben, erzählen (Fall Albert), daß sie die Frau "mit dem Fusse salutierend" fanden, und diese Frau nun mit einer Luxatio ischiadica einliefern, dann kann man allerdings sagen, daß die Kapsel unten gerissen sein muß und der Kopf zunächst nach unten ausgetreten war, denn nur bei der Luxatio infracotyloidea kommt dieser hohe Grad von Beugung vor; als die Knechte das verrenkte Bein neben das gesunde legten, wanderte der Gelenkskopf aus seiner labilen Stellung am unteren Pfannenrande nach hinten. Um die Einrichtung herbeizuführen, mußte der Chirurg das Hüftgelenk wieder extrem beugen und den Gelenkskopf dem Kapselrisse gegenüberstellen. Was sich hier in besonders kenntlicher Weise ereignete, kann sich am Schultergelenke und selbst am Ellbogengelenke auch ereignen. Das ist wiederum eine Mahnung, die Einrichtungsversuche nach verschiedenen Richtungen zu wiederholen, nicht aber die Gewalt zu steigern.

Da der Verletzte bei der Einrichtung unwillkürlich Widerstand leistet, bedarf man oft der Anästhesierung. Diese kann man durch Narkose oder durch lokale Anästhesie erzielen. Man spritzt 20 bis 40 Kubikzentimeter einer 1%igen Novocainlösung in und um das Gelenk. An der zugänglichsten Stelle sticht man unter Berücksichtigung der Gefäße eine Injektionsnadel von fünf bis zehn Zentimetern Länge ein und füllt vor allem die Gelenkshöhle. Kommt man gleich nach der Verrenkung zu Hilfe, so kommt man gewöhnlich ohne Anästhesie aus, weil in dieser Zeit die Muskel erschlafft sind. In dieser Zeit gelingt die Einrichtung mitunter von selbst und der später kommende Arzt kann höchstens die Distraktion des Gelenkes nachweisen. Verrenkungen werden, je länger sie bestehen, um so schwerer einrichtbar. Am längsten bleibt die Schulterverrenkung einrichtbar (bis zu einem Jahre), andere Verrenkungen (Ellbogen) werden dagegen schon nach wenigen Tagen irreponibel..

Daß die Einrichtung gelungen ist, erkennt man ohne Röntgenbild an der Wiederkehr des vollen Bewegungsumfanges, sowie an dem Einschnappen, das mitunter hörbar ist, auch mit Erschütterung des Körpers einhergehen kann. Der Verletzte, der in den ersten Stunden die Gliedmasse wie nicht zu ihm gehörig betrachtet, hat sofort wieder in ihr das normale Empfinden, die Spannung der Zwangstellung hört alsbald auf. Beim Einrichtungsversuche wird man, wenn es früher nicht gelang, gewahr, ob eine Verwechslung mit Fraktur erfolgte, denn die Fraktur läßt sich sehr leicht in korrekte Stellung bringen, aber die Einrichtung hat keinen Halt.

Eine irreponible Luxation soll auf blutigem Wege eingerichtet werden. Eine vollständige Beweglichkeit mit ungeminderter

Kraft erzielt man damit auch nur, wenn man bald eingreift. Es werden deshalb bei der Indikation zur Operation viele Erwägungen mitsprechen. Die schimmen Folgen der unbehobenen Verrenkung sind verschiedener Art. Die Einschränkung der Beweglichkeit kann durch Übung gemindert werden. In dem neuen Gelenke, das sich durch Verdichtung der Weichteile oder, wenn der verrenkte Kopf die knöcherne Nachbarschaft des Gelenkes berührt, durch periostale Auflagerung bildet, stellt sich eine deformierende Arthritis ein, die recht schmerzhaft sein und den Bewegungsumfang wieder vermindern kann. Wird das verrenkte Gelenk dauernd belastet (Hüfte, Fuß), so wird es durch Verkürzung oder Deformation immer schmerzhafter und gebrauchsunfähiger. Endlich können benachbarte Nerven (besonders der Plexus brachialis, der Nervus axillaris, der Nervus ulnaris, der Nervus popliteus) geschädigt werden.

Auch nach der gelungenen Einrichtung können mancherlei Komplikationen eintreten. Am häufigsten kommt es zu so häufigen Rezidiven, daß man von einer habituellen Verrenkung spricht. Es ist das vor allem bei Verrenkung des Schultergelenkes und der Kniescheibe zu befürchten. Es gibt verschiedene Bandagen, die jene Bewegung verhüten sollen, die zur Reluxation führt. Kommt die Reluxation nur einmal im Verlaufe eines Jahres vor, so trägt der Verletzte die Bandage nicht, weil es sich nicht lohnt. Ereignet sie sich aber alle Wochen oder Tage, so hat er sich an den Zustand gewöhnt. Die Bandage wird somit meistens nur kurze Zeit getragen und gewöhnlich kommt es zur Operation oder der Verletzte findet sich mit seinem Zustande ab. Die Operation führt entweder zum Verschlusse des Kapselrisses (der seltenere Fall) oder zu einer Muskelplastik, die das leisten soll, was von der Bandage erwartet wird: Behinderung jener Bewegung, die zur Verrenkung führt. Nur in den schwersten Fällen ist die Verödung des Gelenkes (Arthrodese) gemacht worden.

Eine gar nicht seltene Erscheinung ist die Arthritis deformans in dem verletzten Gelenke; sie kann sich auch erst viele Jahre nach der Verletzung einstellen. An Ellbogenverrenkungen knüpft sich mitunter die Myositis des Musculus brachialis internus. Die Krankheit führt zur rechtwinkeligen Versteifung des Ellbogengelenkes unter Entzündungserscheinung in diesem Muskel. Erst nach Ablauf dieser Entzündung, die nicht zur eitrigen Einschmelzung führt, aber meistens drei bis acht Wochen dauert, kann man daran gehen, den verknöcherten Muskel zu exstirpieren und damit Bewegungsfreiheit zu geben. Daß in den Venen und selbst in den Arterien der Nachbarschaft des verrenkten Gelenkes

Thrombose oder aneurysmatische Erweiterung Platz greifen kann, darf nicht verwundern.

Komplikationen der Verrenkung kommen vor allem durch Druck auf die Nerven zustande (Nervus axillaris, ulnaris, popliteus, peroneus); seltener werden Arterien komprimiert (Arteria poplitea). Man unterlasse nach gemachter Einrichtung nicht zu prüfen, ob diese Nerven, falls sie gefährdet waren, richtig funktionieren, denn sie können durch das Trauma aber auch durch gewaltsame und unzweckmäßige Einrichtungsversuche geschädigt worden sein. Druck auf die Arteria poplitea macht die Einrichtung des verrenkten Kniees dringlich, weil Gangrän droht.

Es gehört eine ganz besondere Gewalt dazu, daß der verrenkte Gelenkskörper die Haut aufreißt und durch sie heraustritt. Es ist ein Wagnis, unter solchen Umständen die Einrichtung vorzunehmen, ein Wagnis, das zur Amputation und selbst zum Tode führen kann. Man wird die Gefahr der Infektion abzuschätzen haben und sich vor Augen halten müssen, daß gewaltsame Bewegungen die Infektionsgefahr steigern, daß eine Resektion später wird ausgeführt müssen, wenn die Einrichtung jetzt nicht gemacht wird, und daß dadurch eine lange und auch nicht unbedenkliche Krankheit hervorgerufen wird. Die Infektionsgefahr hängt von der Verunreinigung ab und davon, wie lange die Verletzung besteht. Bei unverletzten Kleidern, sauberer Leibwäsche und erst dreistündiger Dauer der Verletzung ist die Einrichtung, wenn sie leicht gelingt, kein zu großes Wagnis. Bei starker Verunreinigung wird man nur die genaueste Säuberung der Wunde vornehmen, im übrigen kommt die sofortige Resektion des herausgetretenen Gelenkskörpers in Betracht.

Bei der N a c h b e h a n d l u n g verrenkter Gelenke befindet man sich zwischen zwei entgegengesetzten Forderungen. Die Heilung des Kapselschlitzes fordert Immobilisation, die baldige Wiederherstellung der Beweglichkeit des verletzten Gelenkes dagegen frühzeitige Bewegung. Man wird also Bewegungen und Haltungen, die zur Spannung des gerissenen Kapselabschnittes führen, hintanhalten, die anderen gestatten. Vor allem wird man Sorge tragen, daß das Gelenk in wechselnder Lage ausruht, und dabei die erlaubten Stellungen bis zum äußersten ausführen. Am gefährlichsten sind die aktiven Bewegungen. Da die Empfindlichkeit des verletzten Gelenkes gewöhnlich schon wenige Tage nach der Einrichtung schwindet, vergißt der Patient die Mahnung des Arztes nur allzuleicht. Erforderlichen Falles wird man eine jener Bandagen, die man zur Behandlung der habituellen Verrenkung angefertigt hat, einige Wochen lang tragen lassen.

Die Verrenkungen der Halswirbelsäule.

Die Verrenkungen im Bereiche der Wirbelsäule sind im allgemeinen selten, unter ihnen aber weitaus am häufigsten die der Halswirbelsäule. Wir wollen deshalb nur diese besprechen. Stärkere Verschiebungen der Wirbel bedingen durch Q u e t s c h u n g d e s R ü c k e n m a r k e s den Tod des Verletzten und deshalb kommen wohl nur Verrenkungen mit geringer Verschiebung der Wirbel zur Behandlung. Aus diesem Grunde und auch wegen der Unzugänglichkeit der Wirbel und wegen der großen Gefahr bei der Untersuchung sind die Verrenkungen der Halswirbel schwer zu erkennen. Zuerst stelle man den Umfang der Lähmungen fest, denn sonst könnten sie später dem Arzte und seinen Eingriffen zur Last gelegt werden; dann mache man die Angehörigen unbedingt darauf aufmerksam, daß bei der Untersuchung und noch mehr bei der Einrichtung der Tod eintreten könne. Endlich ziehe man im eigenen Interesse, wenn irgendmöglich, einen Kollegen zur Untersuchung und Einrenkung bei. All das soll aber nicht vor der Behandlung abschrecken, denn das Rückenmark bleibt gefährdet, solange die Verrenkung nicht eingerichtet ist, und der Tod kann auch ohne Einrenkung erfolgen. Die Einrichtung gelingt meistens leicht, denn hier besteht nicht wie bei den großen Gelenken ein Kapselschlitz, in den man den Gelenkskopf hineinleiten muß, sondern der Kapselansatz ist vollkommen abgerissen. Die Wirbel werden, solang das Rückenmark nicht zerstört ist, gewöhnlich noch durch das Ligamentum longitudinale posterius zusammengehalten.

Ist es auch wichtig, die E i n r i c h t u n g sobald als möglich auszuführen, weil sie da leichter gelingt und die Gefahr der Rückenmarksverletzung damit behoben ist, so gehe der Arzt nicht unvorbereitet an die Arbeit. Er besehe nochmals am Skelette oder wenigstens im Atlas den Bau der Wirbel (Abbildung 1) und halte sich die verschiedenen Arten der Verrenkung gegenwärtig.

Der Halswirbel bildet einen Ring mit zwei aufsteigenden und zwei absteigenden Gelenksfortsätzen, die etwas über einen halben Zentimeter lang sind. Wird der Hals übermäßig gebeugt, so reißt die Gelenkskapsel am hinteren Gelenksrande ab; wird die Beugung fortgesetzt, so reißt die Gelenkskapsel ab, und es steigt der untere Gelenksfortsatz des oberen Wirbels über den oberen Gelenksfortsatz des unteren Wirbels hinauf und befindet sich einen Augenblick in sehr labiler Stellung (Abbildung 2). Es kommt aber vor, daß die Gewalt in diesem Augenblicke aussetzt.

Richtet man den vorgeneigten Kopf des Verletzten dann auf, so kann der obere Wirbel wieder heruntergleiten und ist eingerichtet; sonst aber muß die Wirbelsäule um die Höhe des Gelenksfortsatzes (etwa sechs Millimeter) länger sein. Dadurch kommt zwischen den Dornfortsätzen dieser beiden Wirbel eine Distanz zustande, die, insbesondere wenn das Nackenband zerrissen ist, groß genug ist, daß der untersuchende Finger bis zum Dural-

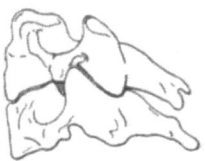 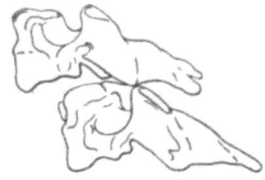

Abbildung 1. Zwei Halswirbel in normaler Verbindung

Abbildung 2. Doppelseitige unvollständige Verrenkung „im Hochstande".

sacke des Rückenmarkes eindringen kann. Hört die Gewalt aber in dem Augenblicke, da sich der obere Wirbel „im Hochstande" befindet, nicht auf, dann reißt die Bandscheibe oder es bricht der Rand des Wirbelkörpers, und der obere Wirbel überspringt mit seinen unteren Gelenksfortsätzen die oberen seines Nachbarn und sinkt nun in die Mulde, in der die Arteria vertebralis verläuft. Das muß aber weder dem Gefäße noch den Nervenwurzeln schaden; aber nun, da die unteren Gelenksfortsätze des oberen Wirbels die des unteren Wirbels übersprungen haben, sind sie verhakt, die Verrenkung ist eine vollkommene geworden, die Einrichtung erschwert. Die Halswirbelsäule ist wieder in die normale Länge zurückgesunken. Bei gewaltsamer Drehung der Wirbelsäule kann sich das eben geschilderte auf einer Seite abspielen, während auf der anderen Seite eine Verrenkung nach hinten zustande kommt Das ist die Drehungsluxation (Abbildung 3).

Die fast einzig vorkommenden Verrenkungen der Halswirbelsäule sind also:

1. die doppelseitige, unvollständige Verrenkung „im Hochstande" (Abbildung 2);

2. die doppelseitige, vollständige Verrenkung, „die verhakte";

3. die unvollständige Drehungsluxation, ein Gelenksfortsatz im Hochstande, der andere verstaucht (Abbildung 3);

4. die vollständige Drehungsluxation, ein Gelenksfortsatz verhakt, der andere nach hinten verrenkt (Abbildung 4);

Schon der Hergang der Verletzung wird, wenn er zuverlässig zu erheben ist, für die Beurteilung wichtig sein; denn Drehungsluxationen können nicht durch Beugung entstehen, Verrenkungen nach vorne können aber sowohl durch Neigung nach vorne als auch nach rückwärts entstehen.

Die U n t e r s u c h u n g richtet sich zuerst auf die Dornfortsätze und auf die Wirbelkörper. Die Wirbelkörper kann man vom Rachen her bis zum vierten Wirbel hinunter mit dem Finger erreichen. Die Dornfortsätze zeigen ein abwechselndes Verhalten, so daß die Zwischenräume auch unter normalen Verhältnissen ungleich groß sein können. Dazu kommt, daß sie auch mitunter

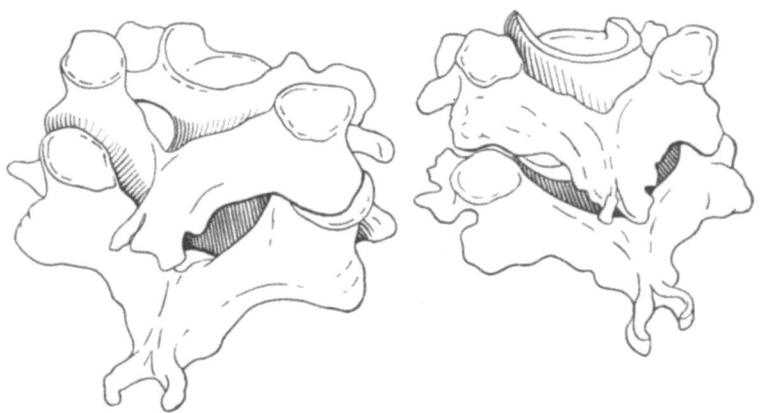

Abbildung 3. Unvollständige Drehungsluxation.

Abbildung 4. Vollständige Drehungsluxation

seitlich abweichen, mitunter aber das auch nur dadurch vortäuschen, daß ihr Ende gespalten ist, und die beiden Enden nicht immer gleich stark entwickelt sind. Die Querfortsätze sind nur bei magerem, langem Halse zu tasten. Frische und unkomplizierte Verrenkungen wird man einzurichten versuchen.

Die D i s t o r s i o n d e r W i r b e l s ä u l e ist im ersten Augenblicke oft recht schwer von der Verrenkung zu unterscheiden. Wartet man aber wenige Stunden, appliziert Wärme, läßt den Verletzten ruhig liegen, so löst sich die Starrheit der Kopfhaltung und die Differentialdiagnose ist erleichtert.

Die E i n r i c h t u n g erfolgt durch Zug, durch Drehung und durch Neigung. Der Zug in der Längsachse ist das unbedenklichste Verfahren, gefährlicher ist die Drehung, am gefährlichsten die Neigung. Den Zug führt man so aus, daß man sich auf einen Sessel, und den Verletzten auf den Boden vor sich setzt, so daß man ihn zwischen den Knieen hat (Abbildung 5). Nun legt man seine Oberschenkel auf die Schultern des Verletzten und schlägt seine Füße nach hinten gegen den Rücken des Verletzten. Damit hat man den Gegenzug gesichert. Den Zug führt man mit zwei Tüchern aus, die man schmal zusammenlegt. Ein Tuch legt man über das Kinn des Verletzten, das andere über dessen Nacken, so daß es sich am Hinterkopfe fängt. Die Tücher werden in der Höhe gekreuzt, dort allenfalls mit einem Faden zusammengebunden. Die Enden der beiden Tücher knüpft man und steckt nun den eigenen Kopf durch die so entstandene Schlinge. Nun berührt der Kopf des Arztes mit dem Kinne den Scheitel des Verletzten. Sowie der Arzt den Kopf erhebt, zieht er nach oben, während seine Beine den Verletzten nach unten drücken. Mit den Händen vermag er die Wirbelsäule zu kontrollieren und zu korrigieren. So wird man die doppelseitige unvollständige, ebenso die vollständige Verrenkung einrichten. Bei der vollständigen Verrenkung muß ein sehr kräftiger Zug ausgeübt werden, denn der Hals muß zuerst um die Länge des Gelenksfortsatzes (etwa sechs Millimeter) verlängert werden, dann erst wird man mit den Fingern den oberen Halswirbel nach hinten schieben. Zuletzt wird der Kopf etwas nach hinten geneigt und in dieser Haltung fixiert. Dazu bedient man sich eines steifen Kragens aus Pappendeckel, der vorn recht hoch sein muß.

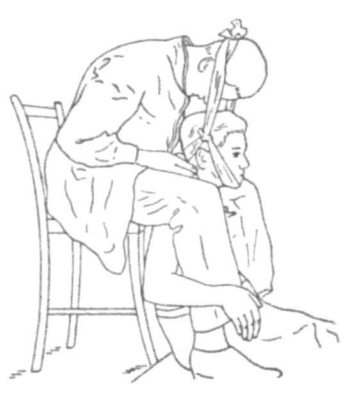

Abbildung 5. Einrichtungsverfahren bei Verrenkung der Halswirbelsäule.

Kommt man bei der vollständigen (verhakten), doppelseitigen Luxation auch durch kräftigen Längszug nicht zum Ziele, so muß man ein gefährlicheres Verfahren einschlagen. Man richtet die Verrenkung erst auf der einen, dann auf der anderen Seite ein. Dazu neigt man den Kopf, unter gleichzeitigem Zuge, erst nach der einen Seite und hebelt so den Gelenksfortsatz aus der Verhakung heraus. Sowie das gelungen ist, dreht man den Kopf, damit der nun „im Hochstand" befindliche Gelenksfortsatz nach hinten gleite. Der linke Gelenksfortsatz erfordert also Neigung nach rechts, dann Drehung nach links. Ist die Einrenkung auf einer Seite gelungen, so verfährt man in analoger Weise, um sie auch auf der anderen herbeizuführen. Es entsteht also zuerst aus der vorderen beiderseitigen Luxation eine Drehungsluxation.

Bei der unvollständigen Drehungsluxation, zum Beispiel linker Gelenksfortsatz im Hochstande, rechtes Gelenk gezerrt, muß man den nach rechts geneigten Kopf noch etwas mehr nach rechts neigen und sofort den Kopf nach links drehen. Bei vollständiger Drehungsluxation, zum Beispiel linker Gelenksfortsatz verhakt, rechtes Gelenk nach hinten verrenkt, muß man den nach der verhakten Seite leicht geneigten Kopf nach der anderen (rechten) Seite stark neigen und dann erst den Kopf nach links drehen. Nach der Einrichtung einer Drehungsluxation bedarf es keiner besonderen Sicherung gegen Reluxation.

Die Verrenkungen im Kiefergelenke.

Die Verrenkung des Kiefergelenkes nach vorne wird folgendermaßen eingerichtet. Der Patient muß auf einem niederen Sessel oder auf einem Schemel sitzen, sein Kopf darf dem Arzte nicht höher als bis zur Symphyse reichen, denn man muß mit den beiden Daumen auf die Backen- und Mahlzähne des Unterkiefers fest drücken, sich geradezu darauf lehnen können. Drückt man nun den Unterkiefer dermaßen mit einem Teile der eigenen Körperschwere nieder, so hat man mit den eingeschlagenen Fingern gleichzeitig das Kinn zu umgreifen und hinaufzudrücken. Der Kopf des Kranken muß gleichzeitig nach vorn gebeugt sein. Drücken die Daumen hinunter, die anderen Finger gleichzeitig hinauf, so erzeugen die Daumen das Hypomochlion. Sowie der Kiefer nachgibt, hat man nur noch den Unterkiefer in der Richtung zur Wirbelsäule zu schieben und der bis dahin offene Mund schnappt zu. Es geschieht das so plötzlich und kräftig, daß man sich in acht nehmen muß, nicht gebissen zu werden. Wer gewandt genug ist, wird im richtigen Augenblicke mit den Daumen von den Kronen der Zähne in die vordere Mundhöhle abgleiten. Wer sich das nicht zumutet, wird gut tun, die Daumen mit einem Tuche zu umwickeln. Bei doppelseitigen Verrenkungen — sie sind ja die Regel — ist es mitunter zweckmäßig, erst die eine, dann die andere Seite einzurichten.

Man unterlasse nicht nachzusehen, ob die Einrichtung tatsächlich auf beiden Seiten gelungen ist. Ist das nicht der Fall, so sind die Zahnreihen gegeneinander verschoben, die Schneidezähne treffen nicht gut aufeinander, der Mund geht noch nicht ganz zu (man lasse sich durch den Lippenschluß nicht täuschen), auf der verrenkten Seite findet man das Gelenkköpfchen des Unterkiefers zu weit vorne stehen und hinter ihm in der Gegend des Gelenkes eine Einsenkung.

Um eine R e l u x a t i o n z u v e r h ü t e n, muß der Verletzte jedes weite Öffnen des Mundes (Gähnen, Niesen) und starkes Zubeißen (harte Speisen) vermeiden.

Die sehr seltene Luxation des Kiefers nach hinten, richtet man durch gewaltsames Öffnen des Mundes ein. Ist der Widerstand erheblich, so narkotisiere man oder spritze zehn Kubikzentimeter Novocainlösung (1%) in die verrenkten Gelenke.

Die Verrenkungen des Schlüsselbeines.

Die V e r r e n k u n g d e s S t e r n o c l a v i c u l a r g e l e n k e s kommt als Subluxation nicht besonders selten vor. Diese hat aber nur kosmetische Bedeutung und bedarf keiner Behandlung.

Vollkommene Verrenkungen sind selten. Solche Verrenkungen nach innen können durch Druck der verrenkten Clavicula auf die Trachea zum Ersticken führen. Da gilt es rasch zugreifen. Der Verletzte sitzt auf dem Boden, der Arzt steht hinter ihm stemmt ihm das Knie zwischen die Schulterblätter und faßt beide Schultern, zieht sie kräftig nach rückwärts. Bei mageren Leuten kann man sich in die obere Schlüsselbeingrube mit dem Finger einhaken und das Schlüsselbein herausziehen. Gelingt es auf diese Art auch leicht, die Luftröhre wieder frei zu bekommen, so ist es mitunter schwer, den sofortigen Rückfall zu verhindern, sowie man ausläßt. Unter solchen Umständen kann die Operation sogar dringlich werden. Der Chirurg bohrt durch die Haut einen Drillbohrer durch das Schlüsselbein hindurch in das Brustbein, läßt den Bohrer drei Wochen lang liegen und sichert damit die Einrenkung. Es kann vorkommen, daß auch der praktische Arzt dazu durch die unmittelbare Lebensgefahr gezwungen wird.

Mit unblutigen Maßnahmen — sie gleichen der Behandlung des Schlüsselbeinbruches — ist bei keiner der Verrenkungen viel zu erreichen; also entweder Mitella oder Operation. Die Mitella läßt man nur zwei Wochen tragen.

Die V e r r e n k u n g e n i m A c r o m i o c l a v i c u l a r g e l e n k e sind häufiger. Die Sicherheit des Schultergürtels leidet durch vollständige Verrenkungen dieser Art so sehr, daß man die Verrenkung jedenfalls beheben soll. Drückt man die Schulter nach hinten und oben und das Schlüsselbein herunter, so verschwindet die Stufe zwischen Acromion und Clavicula. Sowie man ausläßt, sinkt aber die Schulter wieder herunter, das acromiale Ende der Clavicula steigt in die Höhe und die Stufe ist wieder da. Einen Erfolg kann man auch hier wegen der Schwere des Armes und wegen der besonderen Kleinheit der Gelenksflächen nur durch die Operation erzielen. Ein Heftpflasterverband, ähnlich dem beim Schlüsselbeinbruche zur Anwendung kommenden, ist sehr unzuverlässig; er vermag höchstens hochgradige Verschiebungen zu mindern. Es bleibt also auch bei diesen Verrenkungen des Schlüsselbeines nur die Wahl zwischen Mitella und Operation. Bleibt die Luxation bestehen, so wird die Gebrauchsfähigkeit des Armes nur wenig gestört, um so empfindlicher natürlich, je höhere Anforderungen an den Arm gestellt werden.

Die Verrenkungen im Schultergelenke.

Die Verrenkung des Schultergelenkes soll man nicht durchaus mit einer Methode einrichten wollen, denn meistens führt die für den besonderen Fall richtige Methode spielend zum Ziele, während die anderen Verfahren nur unter großer Gewaltanwendung oder gar nicht gelingen. Große Gewalt soll aber vermieden werden, da man dadurch ungewollte Verletzungen setzt. Kommt man zu dem Verletzten wenige Minuten nach dem Unfalle, so genügt oft ein kräftiger und vor allem unerwarteter Zug an dem Arme zur Einrenkung. Da die Diagnose der Verrenkung oft genug auf den ersten Blick selbst durch den Rock hindurch zu stellen ist (federnde Haltung des abduzierten Armes, eckige Schulter), so führe man diese Methode aus, während man sich den Hergang der Ereignisse erzählen läßt. Es wird sich empfehlen, dabei so vorzugehen, daß man eine Hand auf die verrenkte Schulter legt, mit der anderen den Puls fühlt und, sowie man die Erschlaffung der Schultermuskel feststellt, an der Hand des Verletzten anreißt.

Je mehr der Humeruskopf in der Achselhöhle steht, um so mehr ist der Arm abduziert und da sind die Traktionsmethoden am Platze. Je mehr sich aber der Oberarmkopf dem Processus coracoides nähert, um so weniger ist der Arm abduziert und da sind die Torsionsmethoden am Platze. Es kann aber die Verrenkung als axillare entstanden (durch Abduktion) und der Humeruskopf erst nach der Verrenkung hinaufgerückt sein. Um eine solche „transponierte" Verrenkung einzurichten, muß man den Humeruskopf erst durch Zug in die Achselhöhle herunterziehen und dann, wenn er dem Kapselschlitz gegenübersteht, einrichten.

Ist der Arm durch übermäßige Elevation ausgerenkt worden, dann führt man die Traktion entweder nach der alten, wenig salonmäßigen, aber sehr wirksamen Methode mit dem Fuße aus oder, wenn man seinen Schuh nicht ausziehen und den Verletzten nicht auf den Boden legen will, folgendermaßen: Der Verletzte liegt auf einem Diwan oder auf einer Bank, jedenfalls so tief, daß man sich zu ihm hinunterneigen muß. Man stellt sich zwischen Rumpf und Arm, beugt sich zum Verletzten Gesicht zu Gesicht fast bis zur Berührung, schlingt sich den verrenkten Arm um den Nacken und hält ihm mit der eigenen Hand an der Handwurzel fest. Nun kann man den Zug durch Erheben ausführen. Das Körpergewicht des Verletzten wirkt als Gegenzug. Es ist auch leicht, den Arm ein wenig zu rotieren, weil der Vorderarm einen wirksamen Hebel abgibt (Abbildung 7).

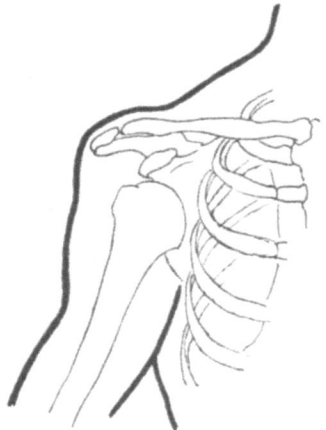

Abbildung 6. Luxatio subcoracoidea.[1])

Ist der Arm durch Auswärtsrollung oder Stoß von hinten ausgerenkt worden, dann ist der Kapselschlitz nicht unten (wie früher) sondern vorne zu erwarten. Man stellt sich diesmal

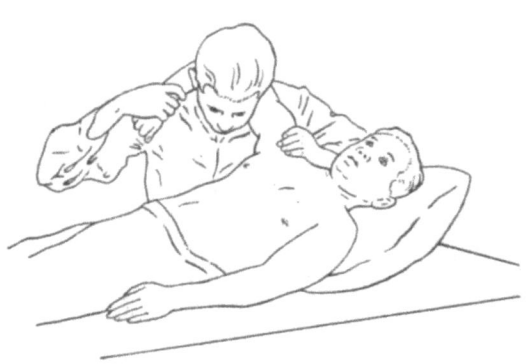

Abbildung 7. Einrichtungsverfahren bei Luxatio axillaris.

---

[1]) Diese sowie Abb. 10 bis 14 und 16 sind aus Matti, Die Knochenbrüche und deren Behandlung, Berlin: Julius Springer 1922 entnommen.

zu Häupten des Patienten und neigt sich über das Schlüsselbein des Verletzten in der Richtung auf die Brustwarze. Nun schlingt man sich wiederum den verrenkten Arm (es sei beispielsweise der rechte) um den Nacken, faßt ihn mit der linken Hand an der Handwurzel und erhebt sich. Wiederum kann man Rotationen mit dem Arme ausführen und wird erst nach auswärts, dann nach innen rotieren.

Diese beiden Methoden haben den Vorteil, daß man keine Assistenz benötigt und mit der zweiten Hand auf den luxierten Kopf drücken, seine Einrenkung unterstützen und feststellen kann.

Ist der Kapselschlitz vorn, dann wird sich die R o t a t i o n smethode nach Kocher empfehlen. Der Verletzte muß, wenn er liegt (zum Beispiel in der Narkose), so weit über den seitlichen Rand der Ruhebank gezogen werden, daß die Schulter heraussteht. Ist der rechte Arm verrenkt, so faßt man mit der rechten Hand das untere Humerusende bei den Condylen, mit der linken Hand die Handwurzel; der Ellbogen des Verletzten ist rechtwinkelig gebeugt. Nun dreht man den verrenkten Arm nach außen, bis der Vorderarm hinter die Frontalebene weist, und drückt auch den Ellbogen hinter die Frontalebene zurück und ein wenig gegen die Mittellinie, entlang dem Rücken des Verletzten. (Das dient der Eröffnung des Kapselschlitzes.) Dann pendelt man mit dem maximal auswärts rotierten Arme vor die Frontalebene und rotiert nun einwärts. Ist der Muskelwiderstand sehr groß, (das ist insbesondere der Fall, wenn man ohne Anästhesie einrichtet), so warte man eine Weile, bis er erlahmt, man könnte sonst den Humeruskopf abdrehen oder die Supinatoren zerreißen. Man erwarte nicht, mit Gewalt die Einrichtung erzwingen zu können, sondern man mindere oder steigere die Elevation des Armes, um den Humeruskopf dem Kapselschlitz zuzuführen.

Beweis der Einrichtung ist nebst den anderen Zeichen (Einschnappen, Wiederkehr der Schulterwölbung, Einrenkungsgefühl des Verletzten, Aufhören des federnden Widerstandes bei der Adduktion), daß man den Arm so weit adduzieren kann, daß die Hand auf die gesunde Schulter zu liegen kommt.

Nach erfolgter Einrenkung gibt man eine Mitella. Bei einiger Vorsicht kann man Hemd und Rock vollkommen anziehen. Auswärtsrollung und Abduktion der Schulter müssen aber gemieden werden. Schon nach zwei bis drei Tagen wird man das dreieckige Tuch entfernen, alle Bewegungen bis auf das Ausholen mit dem Arme und die Abduktion gestatten. Da man nicht erwarten kann, daß der Kapselschlitz ganz zuwächst, darf man den Termin der Schonung nicht begrenzen. Erst die Erfahrung zeigt, wie weit sich der Kapselschlitz verengt hat. Die Schonung besteht allerdings nur in der Einschränkung jener beiden Bewegungen.

Habituelle Luxationen sind gewöhnlich um so leichter einzurenken, je öfter sie schon entstanden sind. Eine bereits einmal erprobte Methode wird sich bei der Wiederkehr neuerdings bewähren.

Ist der **Humerus luxiert und der Kopf abgebrochen**, dann ist eine der vorhin geschilderten Traktionsmethoden anzuwenden. Den abgebrochenen Kopf drückt man während des Zuges mit der Hand an seinen Platz. Es gelingt das meistens leichter, als man erwartet, weil die Muskeln keinen Widerstand leisten können. Nach erfolgter Einrichtung achtet man darauf, daß der Oberarm in rechtwinkeliger Haltung zum Stamme bleibt. Liegt der Verletzte im Bette, so stellt man dieses so, daß der verletzte Arm zur Wand gewendet ist; dann schiebt man ein 25 Zentimeter hohes Polster zwischen Wand und Rumpf des Verletzten und drängt damit den Oberarm in rechtwinkelige Abduktion. Der Vorderarm steht dann senkrecht in die Höhe, die Hand ruht palmar gebeugt auf der Polsterfläche. Sitzt der Verletzte auf einem Sessel, so schiebt man ihm von beiden Seiten je einen Sessel an und legt seine Ellbogen auf die Lehnen dieser Sessel. Bei Tisch hat er beide Ellbogen auf der Tischplatte und sitzt auf einem niedrigen Sessel. Nach drei bis vier Wochen ist die Heilung so weit vorgeschritten, daß man den Arm kurze Zeit auch in der Mitella tragen lassen kann. Nach sechs bis acht Wochen ist die Heilung gewöhnlich vollendet.

Die Verrenkungen im Ellbogengelenke.

Die **Verrenkung des Ellbogens** erfolgt am häufigsten nach hinten. Die Kapsel reißt an der Beugeseite auf und das untere Humerusende tritt heraus. Die Entstehung dieser Verrenkung durch Überstreckung des Ellbogens ist wohl am verständlichsten, aber nicht am häufigsten. Es kommt vielmehr die Verrenkung häufiger bei gebeugtem Ellbogen zustande. Der Kapselschlitz verläuft dann nicht quer über die Beugeseite der Gelenkskapsel, sondern näher dem Epicondylus medialis und weniger quer. Das Condylenende des Humerus schiebt sich nun, wie ein treffender Vergleich sagt, ähnlich einem Dieb durch die halb offene Tür. Weil sich dabei der Vorderarm etwas mehr lateral verschiebt und um seine Längsachse dreht, ist das fersenartige Vortreten des Olecranons nicht so deutlich und die

Diagnose, auch wenn man rechtwinkelig beugt, nicht aus dem Anblicke zu stellen. Man kommt dann am besten zum Ziele, wenn man das Capitulum radii sucht. Die Grube unter dem Epicondylus externus humeri, die Delle des verrenkten Radiusköpfchens sind auch bei dicken Armen sicher zu erkennen. Der federnde Widerstand, der entsteht, wenn man über den rechten Winkel beugen will, ist unverkennbar. Medial wird man den Rand der Fossa sigmoidea und in der Beugefalte das vorspringende Condylenende tasten. Ist das Relief des Ellbogens nicht deutlich genug, um die Diagnose zu stellen, so versuche man, den Vorderarm aus der gewöhnlich bestehenden Varitas in die geradlinige Fortsetzung zum Oberarme und dann in die rechtwinkelige Beugung zu bringen, taste dann immer wieder die vorspringenden Punkte ab, besichtige von allen Seiten und vergleiche beide Arme.

In der ersten Stunde ist die Einrichtung gewöhnlich durch einen kräftigen Ruck zu erzielen. Man faßt die Handwurzel und reißt in der Längsrichtung des Armes an. Schon 24 Stunden später ist die Einrichtung wesentlich schwieriger, nach wenigen Tagen kann sie irreponibel sein.

Ist die Verrenkung durch Überstreckung zustande gekommen, mag die alte Rosersche Methode noch gelten;

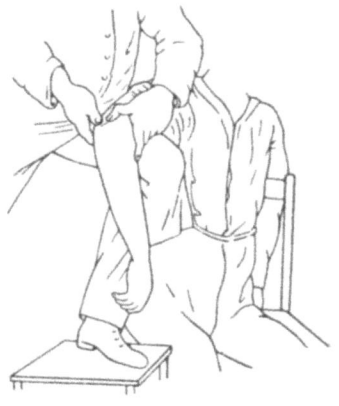

Abbildung 8. Einrichtung der Ellbogenverrenkung bei gebeugtem Ellbogen.

sonst aber empfiehlt sich folgendes Verfahren. Der Verletzte sitzt auf dem Sessel, der Arzt setzt den Fuß auf einen hohen Schemel und legt sich den verrenkten Arm so über das Knie, daß der Unterarm senkrecht herunterhängt (Abbildung 8). Er steht so, daß sein Blick über den Oberarm gegen das Olecranon gerichtet ist, umfaßt das untere Humerusende mit beiden Händen von der Beugeseite her und setzt die Daumen auf das verrenkte Radiusköpfchen und das Olecranon. Der Ellbogen soll schlaff in stumpfwinkeliger Beugung herabhängen. Die aufgesetzten Daumen drücken nun den luxierten Vorderarm über das Gelenkende des Oberarmes, wie man bei einer Bierflasche den spannenden Bügel zur Entlastung des Stöpsels hinauf- und hinüberschwenkt.

Ein ähnliches Verfahren, das sich mir unter den gleichen Voraussetzungen (Verrenkung bei gebeugtem Ellbogen) ebenfalls bewährte, ist folgendes: Man stellt sich vor den sitzenden Kranken, indem man ihm den Rücken wendet, und schlingt sich den verrenkten Arm um den Leib. Mit der linken Hand faßt man die Handwurzel des rechten, verrenkten Armes. Man kann nun auf den Vorderarm einen wirksamen Druck ausüben, indem man sich in die Ellenbeuge hineinlehnt und den Ellbogen gleichzeitig mehr und mehr zu beugen sucht. Die andere — rechte Hand — umfaßt das Humerusende und sucht die verrenkten Vorderarmenden um den Processus condyloideus herum nach vorne zu drücken. Ist der Verletzte sehr beweglich, so setzt man sich auf seinen Schoß oder läßt ihn fest halten. Fehlt es an Gehilfen, so kann man sich helfen, indem man den Verletzten reitend auf den Sessel setzen läßt, so daß er die Sessellehne zwischen den Knieen hat, stellt sich mit dem Rücken gegen die Lehne, schwingt sich jetzt den verrenkten Arm um den Leib und führt die Reposition aus.

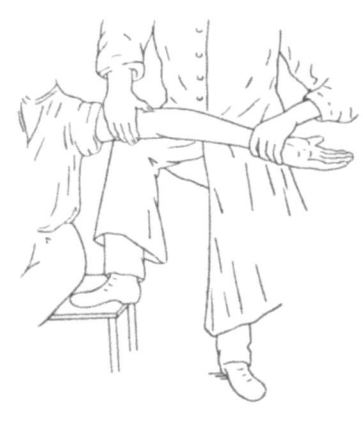

Abbildung 9. Einrichtung des verrenkten Ellbogens nach Roser.

Die Rosersche Methode führt man so aus, daß man sich den Ellbogen, mit der Beugeseite nach oben, über das Knie legt und den Arm überstreckt. Während eine Hand die Handwurzel des verrenkten Armes niederdrückt, um die Überstreckung herbeizuführen, drückt die andere Hand das Condylenende des Humerus nieder (Abbildung 9).

In jedem Falle beschließt die spitzwinkelige Beugung des Ellbogens das Einrichtungsmanöver und beweist dadurch die gelungene Einrichtung. Nur wenige Tage läßt man den Arm im dreieckigen Tuche (auch da wechselt man den Beugegrad des Ellbogens und läßt die Hand benützen); denn diese Verrenkung hat wenig Neigung habituell zu werden.

Die irreponibel gewordene Luxation soll operiert werden, da eine spitzwinkelige Beugung sonst unmöglich ist.

Die isolierte Luxation des Radiusköpfchens (eine häufige Komplikation der Ulnafraktur) richtet man bei gestrecktem Arme durch Druck auf das Radiusköpfchen und gleichzeitige Beugung des Ellbogens ein. Steht das Radiusköpfchen vorn außen, dann ist Zug am überstreckten supinierten Arme, den man soweit als möglich in Varusstellung bringt, das geeignete Verfahren. Ist das Radiusköpfchen hinten, dann verfährt man ebenso, nur muß man den Arm pronieren. Immer ist der unmittelbare Druck auf das Köpfchen das Wesentliche.

Da Anästhesie die Einrichtung aller Verrenkungen wesentlich erleichtert, die Einleitung der Narkose aber mitunter auf Schwierigkeiten stößt und den Verletzten unbeweglich an die Liegestatt fesselt, bediene man sich öfter als es bisher Übung ist, der Lokalanästhesie. Man spritzt etwa zehn Kubikzentimeter oder auch mehr von 1%iger Novocainlösung in das Gelenk ein. Bei den Verrenkungen des Ellbogengelenkes hat eine pralle Füllung des Gelenkraumes mit der 1%igen Novocainlösung einen besonderen Vorteil, da abgebrochene Stücke aus dem Gelenksspalte herausgeschwemmt werden. Zur Gelenkspunktion sucht man eine Stelle aus, wo die Kapsel von wenig Muskeln gedeckt ist. Beim Ellbogen wird man zu den Seiten der Strecksehne injizieren.

Die Verrenkungen der Hand.

Die Hand kann sowohl auf die Streck- als auch auf die Beugeseite verrenkt werden. Bei übermäßiger Dorsalflexion kann ausnahmsweise (Regel ist die Radiusfraktur) die Gelenkskapsel an der Beugeseite reißen und aus dem Kapselriß tritt dann der Radius heraus. Man nennt das die dorsale Luxation der Hand. In der Regel bleibt aber das Mondbein am Radius haften; sehr oft kombiniert sich die Verrenkung mit Brüchen der Handwurzelknochen.

Die Einrichtung gelingt gewöhnlich durch Zug an der Hand oder so, daß man seinen Rücken dem Gesichte des Verletzten zuwendet und dann die verrenkte Handwurzel mit beiden Händen faßt. Die beiden Zeigefinger kommen auf den ausgetretenen Radius (an der Beugeseite), die Daumen auf die Handwurzel (auf der Streckseite). Die Daumen drücken nun die Handwurzel über den Radius hinunter. Gelingt die Einrichtung so nicht, so wiederholt man das Manöver, nachdem man die Hand vorher dorsal flektiert hat. — Um Reluxation zu verhüten, wird man die Hand mehrere Tage lang vor Dorsalflexion behüten. Da jede Verrenkung mit einer Distorsion benachbarter Gelenke und Sehnen verbunden ist, sind die Heilerfolge öfters ungünstig. Länger dauernde Fixation vermeide man, ebenso aber auch frühe Anstrengung der Hand. Das Wesentliche der Nachbehandlung sind elastische Einwickelung bei wechselnder Lage der Hand, Schonung der Hand durch zwei Monate, frühe Benützung der Finger. Mitunter verschuldet das Mondbein einen Mißerfolg, wenn es bei der Einrenkung, statt sich in die Reihe der Handwurzelknochen einzufügen, nach unten abrückt. Eine Röntgenkontrolle ist also nicht zu entbehren. — Irreponible und veraltete Luxationen der Hand können durch Resektion gewinnen.

Die v o l a r e L u x a t i o n der Hand ist noch weit seltener als die dorsale. Häufiger sind die isolierten Verrenkungen des os capitatum und des lunatum. Beide kommen infolge übermäßiger Dorsalflexion der Hand zustande. Das os capitatum wird durch die starke Gelenkspressung auf die Streckseite, das lunatum aber auf die Beugeseite hinausgedrückt. Die Einrichtung erfordert entweder Narkose oder Injektion von einigen Kubikzentimetern 1%iger Novocainlösung in das Luxationsgebiet, und zwar von der Beugeseite wie von der Streckseite her. Man erfaßt die Hand des Verletzten, wie wenn man ihm die Hand reichen würde, und zieht an. Sitzt der Verletzte auf einem Sessel seitlich, so daß sich die Sessellehne in die Ellenbeuge des verrenkten Armes fügt, so benötigt man keinen Gegenzug. Während die eine Hand anzieht, drückt man mit der anderen den verrenkten Knochen an seine Stelle. Dabei hilft eine Dorsalflexion, mitunter auch Ad- oder Abduktion nach. Mit Volarflexion schließt man die Einrichtung ab. Mißlingt die Einrichtung, dann soll der verrenkte Handwurzelknochen exstirpiert werden.

Die Verrenkungen der Finger.

Die V e r r e n k u n g d e s D a u m e n s im Grundgelenke erfolgt zumeist durch Überstreckung. Die Kapsel reißt an der Beugeseite und das Köpfchen des Metatarsus schaut aus dem Loche heraus. Die Grundphalange steht dann rechtwinkelig vom Metatarsus in die Höhe. Durch den Zug der Beugemuskeln oder einen ungeschickten Einrichtungsversuch kippt der Finger um, steht dann wohl in der Richtung des Metacarpus, liegt aber auf oder über ihm. Aus der kompletten Luxation ist eine komplexe geworden.

Die k o m p l e t t e L u x a t i o n ist leichter zu erkennen, weil der senkrecht aufgerichtete Finger beim Versuche, ihn zu beugen, einen federnden Widerstand leistet. Man richtet so ein, daß man den Finger (ähnlich wie bei der Einrenkung des verrenkten Ellbogens aus der Beugestellung) in der Gegend des Metacarpus mit beiden Händen umgreift und mit den Daumen von der Streckseite her das verrenkte Glied wieder sowie den Bierflaschenverschluß hinüberschiebt. Steht der Finger schief zum Metacarpus, so muß man ihn erst gerade richten und dann die Zirkumduktion um das Gelenkköpfchen ausführen. Gelingt die Einrichtung nach einigen Versuchen nicht, so muß operiert werden.

Die **komplexe Luxation** erkennt man an der Bajonettstellung des Fingers, an der Verkürzung, an dem hervortretenden Metacarpusköpfchen, an dem Unvermögen im Grundgelenke zu beugen und daran, daß man durch Zug und Dorsalflexion aus der komplexen eine komplette Luxation erzeugen kann. Das muß man auch jedesmal ausführen, ehe man an die Einrichtung gehen kann. Die Einrichtung erfolgt dann nach den Regeln der kompletten Luxation.

Ist die Einrichtung gelungen, so sichert man gegen Reluxation mit einem Binden- oder Heftpflasterverband, der den Finger in Beugehaltung erhält. In wenigen Tagen gibt man den Finger wieder frei.

Wird ein **Finger** gewaltsam überstreckt, so reißt die Gelenkskapsel an der Beugeseite und das Köpfchen des Metacarpus tritt teilweise oder vollständig aus. Eine unvollständige Verrenkung wird man vielleicht schon durch einfache Beugung des Gelenkes einrichten. Bei vollständiger Verrenkung geht man wie bei den Daumenluxationen vor. Zuerst überstreckt man das verrenkte Gelenk, dann drückt und schiebt man die Grundphalange über das Köpfchen des Mittelhandknochens hinüber und hinunter. Beugung beschließt die Einrichtung und wird, um Reluxation zu verhüten, einige Tage durch einen Verband gesichert.

Die **Verrenkung eines Interphalangealgelenkes** erkennt der Verletzte gewöhnlich selbst und richtet sie zumeist durch Zug am Finger ein. Nur die vollständige Verrenkung auf die Streckseite wird einem solchen Zuge widerstehen. Die vollständige Verrenkung auf die Streckseite richtet man ein, nachdem man das verrenkte Gelenk wieder überstreckt hat. Ist ein Seitenband stärker eingerissen, so dreht sich die periphere Phalange. Man sichert die richtige Haltung so, daß man den Finger in der richtigen Haltung eine Weile fest hält und auf der Beugeseite Gazestreifen schichtweise auflegt, die man mit Kollodium bestreicht. Sind 5 bis 8 solche Streifen erhärtet, so halten sie den Finger fest.

Die Verrenkungen im Hüftgelenke.

Die Verrenkungen im Hüftgelenke sind gewöhnlich leicht einzurichten, nur muß man sich erinnern, daß mitunter Transpositionen vorkommen. Die Kapsel reißt beispielsweise unten, die so entstehende Luxatio infracotyloidea verwandelt sich aber, weil der Femurkopf in dieser labilen Stellung nicht bleibt, in eine Luxatio obturatoria. Dergleichen geschieht auch durch mißlungene Einrichtungsversuche oder infolge von Manipulationen bei der ersten Hilfeleistung. Ist nun der Kapselschlitz unten, der verrenkte Kopf aber vorne, dann gelingt natürlich

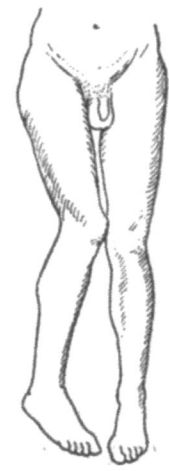

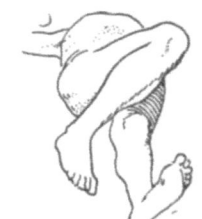

Abbildung 11.
Luxatio infracotyloidea.

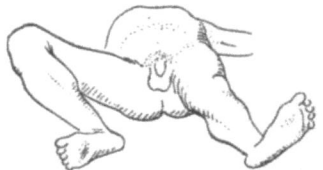

Abbildung 10.
Luxatio ischiadica.

Abbildung 12.
Luxatio obturatoria.

die Einrichtung nicht früher, als bis man den Kopf wieder unten hat. Es ist deshalb wichtig, zu erfahren, wie die Verrenkung entstand und wie das Bein ursprünglich stand.

Die häufigsten Verenkungen der Hüfte sind die nach hinten. Steht der Femurkopf hoch am Os ilei (Luxatio iliaca), so ist das Bein verkürzt, das Ligamentum ileofemorale wird wenig gespannt und infolgedessen das Bein gewöhnlich gestreckt und nur einwärtsgerollt gehalten. Ist der Femurkopf gegen das Sitzbein zu (Abbildung 10) herausgetreten (Luxatio ischiadica), so ist das Ligamentum ileofemorale gespannt und gestattet die Streckung im Hüftgelenke nicht, weil diese Streckung eine übernormale Distanz der Ansatzpunkte des Bandes bedingen würde. Nur durch Beugung und Einwärtsrollung des Beines können die Ansatzpunkte des Ligamentum ileofemorale trotz der Verrenkung soweit genähert werden, daß das Band unzerrissen bleibt. Der Zerreißung leistet dieses festeste Band des Körpers sehr großen Widerstand. Es erzwingt eine um so stärkere Beugung, je tiefer der Kopf steht, am stärksten somit bei der Luxatio infracotyloidea (Abbildung 11). Außerdem ist das Bein infolge Spannung des Ligamentum ileofemorale einwärtsgerollt und adduziert (Haltung ähnlich der Adduktionskoxitis). Steht der Schenkelkopf (Abbildung 12) auf der Membrana obturatoria (Luxatio obturatoria), so erzwingt das Ligamentum ileofemorale Beugung, Abduktion und Auswärtsrollung (Stellung ähnlich der Abduktionskoxitis). Steht der Schenkelkopf (Abbildung 13) am wagrechten Schambeinaste (Luxatio pubica), so ist das Ligamentum ileofemorale entspannt, das Bein in schlaffer Haltung, verkürzt, auswärtsgerollt (wie bei der Schenkelhalsfraktur). Man kann somit schon aus der Haltung den jeweiligen Stand des Schenkelkopfes erschließen. Bei den hinteren Luxationen — Luxatio iliaca und ischiadica — wird man auch die leere Pfanne von vorne tasten können und den Kopf bei stärkerer Adduktion und Einwärtsrollung im Bereiche der Gesäßbacke so weit herausdrehen können, daß er tastbar und bei fortgesetzter Drehung auch erkennbar wird. Bei der Luxatio obturatoria ist der Tastbefund undeutlich, bei der Luxatio pubica um so deutlicher, je höher der Kopf hinaufgerückt ist.

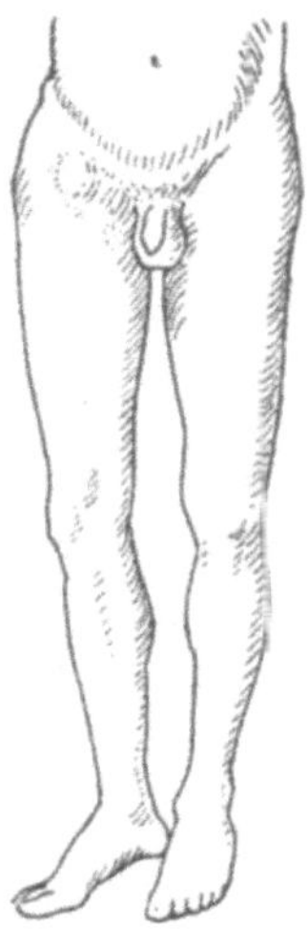

Abbildung 13. Luxatio pubica.

Ein besonderer Fall ist die Perforationsluxation (Abbildung 14); denn sie ist mit einem Bruche des Pfannengrundes verbunden. Der Schenkelkopf ist in das kleine Becken hineingetreten, deshalb auch Luxatio intrapelvica oder centralis. Eine Verwechslung bei dieser Luxation ist nur mit der Schenkelhalsfraktur möglich. Ist der Kopf einigermaßen tief eingedrungen, so tastet man ihn per rectum und per vaginam und dann ist man der Diagnose sicher. Kann man den Verletzten im Stehen von hinten betrachten, so kann man feststellen, daß der

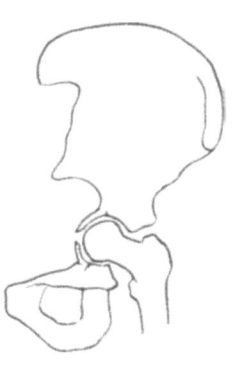

Abbildung 14. Perforationsluxation.

Trochanter auf der verletzten Seite weniger vorspringt. Das Hüftgelenk wird versteift sein, eine bezeichnende Haltung darf man nicht erwarten. Den Schenkelkopf wird man an normaler Stelle (unter dem wagrechten Schambeinaste, wo die Arteria femoralis pulsiert) nicht tasten, allerdings auch nicht die leere Pfanne nachweisen können.

Zur Einrichtung der hinteren Luxationen (Luxatio ischiadica und iliaca) empfehle ich folgendes Verfahren (Abbildung 15): Der Verletzte wird wie eine Gebärende quer über das Bett gelagert und das gesunde Bein mit einem Sessel unterstützt. Der Arzt stellt sich zwischen die Beine des Verletzten wie zur vaginalen oder rektalen Untersuchung und ladet sich das verrenkte Bein auf die Schulter. Ist das verrenkte Bein sehr adduziert, so stellt er sich an dessen Außenseite. Mit einer Hand greift er nach rückwärts, umgreift die Fußwurzel und richtet sich nun auf. Der Körper wird somit durch sein Gewicht den Gegenzug besorgen, während der Arzt in der Richtung des verrenkten Beines zieht. Zuerst übertreibt man die pathognomonische Stellung. Man macht mit dem eigenen Körper und dem aufgeladenen Beine also zuerst Adduktion und Beugung in erhöhtem Maße und nun geht man in Abduktion und Auswärtsrollung über. Auf dem Absatze sich bewegend, gelingen diese Exkursionen unschwer. Erreicht man die Fußwurzel des am Nacken aufgeladenen Beines mit der Hand nicht, dann umschlingt man sie (die Fußwurzel) mit einer festen Binde, knotet und läßt die Enden der Binde in Form einer Schlinge herunterhängen. Diese Schlinge darf nicht bis auf den Boden reichen. Man tritt in sie mit dem Fuße nach hinten hinein, so daß sich der Schuhabsatz in der Schlinge fängt. Nun steht man allerdings nur auf einem Fuße, hat aber beide Hände frei und kann den Schenkelkopf kontrollieren und dirigieren. Es empfiehlt sich, wegen des labilen Haltes, den man bei der viel Kraft erfordernden Einrichtung hat, jemanden hinter sich zu stellen, da man bei den Schwankungen des Beines leicht zu Fall kommen könnte.

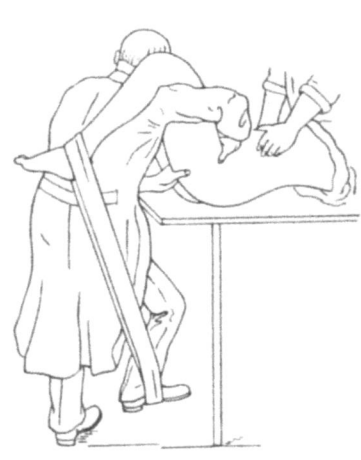

Abbildung 15. Einrichtungsverfahren bei Hüftluxation.

Hat man einen Gehilfen, so läßt man von ihm den Fuß kräftig niederdrücken, bedarf dann nicht der Schlinge.

In analoger Weise verfährt man bei der Luxatio obturatoria. Man muß aber bei dieser Luxation nach der Traktion einwärtsrollen und adduzieren.

Ein anderes, wenn auch weniger wirksames Einrichtungsverfahren, ist folgendes: Der Verletzte liegt auf dem Boden, der Arzt kniet, und zwar bei den hinteren Luxationen (Luxatio ischiadica und iliaca) zwischen den Beinen des Verletzten, bei den vorderen Luxationen an der Außenseite des verrenkten Beines. Er legt sich nun das verletzte Bein dermaßen über das Knie, daß er sein eigenes Knie (der Arzt kniet nur auf einem Beine) in der Kniekehle des verrenkten Beines liegen hat. Es soll somit das Knie des Arztes als Hypomochlion für das Knie des Verletzten dienen. Ein Gehilfe drückt das Becken des Verletzten kräftig nieder. Der Arzt drückt nun den Unterschenkel des verletzten Beines kräftig nieder und hebelt so das verrenkte Bein über sein Knie, kontrolliert mit der anderen Hand den verrenkten Schenkelkopf.

Die Luxatio pubica richtet man durch Abduktion und Einwärtsrollung oder durch Überstreckung ein, der dann Beugung und Einwärtsrollung folgt.

Bei der Perforationsluxation handelt es sich nicht so sehr um eine Verrenkung als um einen Beckenbruch. Diesen hat man einzurichten. Es wird also zuerst ein Tuch um den Oberschenkel in der Höhe der Glutäalfalte gelegt und nun sehr kräftig lateral gezogen. Bei unnachgiebigen Brüchen wird man diese Reposition in Narkose ausführen, andere geben schon dem anhaltenden Gewichtszuge nach. Ein Leintuch wird zu einer 30 Zentimeter breiten Binde zusammengelegt und dem Verletzten um die Taille gelegt; es dient dem Gegenzuge. Der Gewichtszug, der dem Einrichtungsmanöver folgen muß oder auch vorausgeschickt wird, bis man seinen Erfolg festgestellt hat, wird folgendermaßen durchgeführt. Der Verletzte liegt flach im Bette, bekommt einen durch fünf Kilogramm beschwerten Heftpflaster-Längszug, wie bei einer Oberschenkelfraktur, und dann legt man einen Querzug am obersten Ende des Oberschenkels mit Hilfe einer Pappendeckelschiene an. Eine 20 Zentimeter lange, 10 bis 15 Zentimeter breite Schiene aus dickem Pappendeckel wird zwei Zentimeter weit von den vier Ecken durchbohrt. Zwei starke Rebschnüre zieht man durch je zwei Löcher, so daß die Schnüre an der Außenfläche der Schiene verlaufen. Mit dieser Schiene, die man an der Innenseite des Oberschenkels so hoch als möglich anlegt, und den beiden Schnüren kann man das Bein lateral abziehen. Die beiden Züge (Längs- und Querzug) werden mit je fünf bis zehn Kilogramm belastet. Nach drei bis vier Wochen läßt man mit Krücken gehen, doch muß das verletzte Bein in der Luft hängen. Deshalb soll das gesunde Bein einen Schuh mit Absatz tragen, das verletzte aber nicht. Bis zur Heilung muß man mindestens vier Monate in Aussicht nehmen, darf nicht vor drei Monaten auftreten lassen.

Zuletzt sei nur noch bemerkt, daß man eine Fixierung des Beckens, falls sich eine solche bei der Einrichtung einer Luxation nötig erweisen sollte, am besten so erzielt, daß der Gehilfe das gesunde Bein im Hüftgelenke maximal beugt.

Die N a c h b e h a n d l u n g erfordert bei der Hüftverrenkung keine besonderen Maßnahmen, weil wegen der Tiefe der Pfanne sehr wenig Neigung zu Reluxation besteht. Man läßt den Verletzten schon nach wenigen Tagen aufstehen.

Die Verrenkungen im Kniegelenke.

Die V e r r e n k u n g d e r K n i e s c h e i b e erfolgt gewöhnlich durch deren Abgleiten nach der lateralen Seite. Rekurvation und Valgitas des Kniees bei kleiner Patella und schlaffem Gelenke begünstigt das Zustandekommen dieser Verletzung. Deshalb findet man die Verrenkung gewöhnlich bei Mädchen. Die Verrenkung kann vollständig oder unvollständig sein. Der Verletzte kann sich nicht mehr erheben und das Knie nicht beugen. Die Gegend der Kniescheibe ist leer, die Kniescheibe selbst seitlich verlagert. Die Einrichtung führt man bei überstrecktem, abduziertem Knie (X-Bein) aus. Man drückt die Kniescheibe zuerst hinauf, dann nach innen (medial), damit sie von oben her wieder auf die Facies patellaris rücke. Das geschieht so, daß man die Hüfte beugt, das Knie streckt. Patient sitzt im Bette, um den Quadrizeps zu erschlaffen. Dann faßt man die Kniescheibe, drückt sie nach oben (beckenwärts), hierauf nach der medialen Seite. Will man gleichzeitig das Knie in Valgusstellung bringen, so legt man sich den Fuß des verrenkten Beines auf die Schulter und erhebt sich damit. Nun kann man leicht das X-Bein erzeugen und mit der freien Hand die Kniescheibe zurechtdrücken.

Die E i n r i c h t u n g gelingt meistens leicht und ist unverkennbar. Eine elastische Einwicklung folgt der Einrichtung. Schonung ist nur wenige Tage nötig. Die Verrenkung rezidiviert leicht und kann habituell werden. Ein solcher Zustand kann nur durch Operation, allerdings unschwer, geheilt werden.

Die v e r t i k a l e L u x a t i o n d e r K n i e s c h e i b e ist selten; sie erfolgt zumeist durch Stoß auf ihren äußeren oder inneren Rand. Die Kniescheibe dreht sich dann um ihre Längsachse und stellt sich so auf die Kante, daß die überknorpelte Fläche medial sieht, wenn der Stoß von der lateralen Seite kommt und umgekehrt. Infolge der Torsion spannt sich die Quadrizepssehne und erhält so die Kniescheibe in ihrer labilen Stellung. Nur selten kommt es zum völligen Umkippen der Kniescheibe, so daß sie ihre überknorpelte Fläche nach vorn richtet (Inversion). Die vertikale Luxation richtet man ein, indem man die Kniescheibe zurücklegt. Nach welcher Seite man sie zurückzulegen hat, entscheidet man nach der Haltung der Quadrizepssehne, wenn nicht schon die Stoßrichtung darüber unterrichtet. Kam der Stoß von der lateralen Seite, so muß man den aufgestellten Rand der Kniescheibe nach innen drücken; und umgekehrt.

Die Verrenkung des Knies ist eine seltene Verletzung. Gewöhnlich ist sie mit einer Fraktur der Gelenkskörper kompliziert, so daß Gelenksbrüche und Luxationsfrakturen die Regel sind. Man hat somit meistens Frakturen, viel seltener Luxationen im Knie einzurichten. Immerhin kommen Luxationen mit nur geringfügigen Abbrüchen vor. Die Diagnose und die Einrichtung gelingen meistens leicht. Nur die Subluxationen können schwerer zu erkennen sein. Unter den Verrenkungen des Kniees ist die Verrenkung des Unterschenkels nach vorne die häufigste. Überstreckung bedingt einen Kapselriß hinten und das Austreten des Condylus femoris in die Kniekehle. Die Gefäße und der Nerv finden gewöhnlich in der Fossa intercondyloidea Schutz. Die Einrichtung führt man bei leicht gebeugtem Knie und frei hängendem Unterschenkel so aus, daß man mit dem Gesicht den Füßen des Verletzten zugewendet, mit beiden Händen das Knie von oben her umfaßt. Die Finger sind in der Kniebeuge, die Daumen auf der vorspringenden Tibiakante. Diese drückt man nach hinten, die Femurkondylen nach vorne. Dabei werden Rotationen des Unterschenkels unterstützend wirken.

Kommt man auf diese Weise nicht zum Ziele, dann läßt man den auf dem Boden liegenden Menschen von einem Gehilfen, der sich auf einen Sessel stellt, am Fuße des verletzten Beines hoch heben und wiederholt den ersten Versuch nochmals, also unter gleichzeitigem Zuge.

Geht es auch so nicht, so überstreckt man das Knie (Vorsicht auf den Plexus) und sucht unter Drehung des Unterschenkels nach außen oder innen die Einrichtung herbeizuführen.

Die Verrenkung des Unterschenkels nach hinten weicht insoferne von der Regel ab, als hier der Kapselriß nicht vorne, sondern in der Kniebeuge liegt. Der Plexus wird von der hinteren Tibiakante gedrückt. Die Diagnose ist wegen der großen Gelenkskörper leicht, eine Verwechslung höchstens mit der Fractura supracondyloidea femoris möglich. Bei Vergleich beider Beine wird man gewahr, daß die Stufe in der Gelenkslinie liegt. Man umfaßt wiederum das Gelenk mit beiden Händen, diesmal aber so, daß man mit dem Gesichte dem Rumpfe des Patienten zugewendet ist. Beide Daumen kommen auf das Gelenksende des Oberschenkels, die acht Finger umfassen die hinten hinausstehende Tibia. Die Tibia drückt man nach vorne, das Gelenksende des Oberschenkels nach hinten. Kommt man auf diese Art nicht zum Ziele, so wird man den quer im Bette oder auf dem Boden liegenden Menschen von einem Gehilfen so heben lassen, daß er das verrenkte Bein (wie eine Hacke) auf den Rücken nimmt. Er wendet also dem Verletzten den Rücken zu, den Unterschenkel hat er auf der Schulter, das verrenkte Knie ist gebeugt. Der Rumpf des Verletzten gibt den Gegenzug ab. Der Arzt übt wiederum, wie bereits beschrieben, Druck und Gegendruck auf die Gelenkskörper.

Je leichter die Reposition gelungen ist, um so schwerer ist gewöhnlich der Bandapparat geschädigt, um so mehr hat die Festigkeit des Gelenkes gelitten, um so länger muß das Gelenk geschont werden. Die Dauer der Nachbehandlung richtet sich ganz darnach, ob das Gelenk trotz Einrenkung schlotterig bleibt. Mit den Bewegungen im Knie wird man schon nach zwei bis drei Tagen beginnen. Man wird im Bette frei bewegen und auch den Unterschenkel erheben lassen, wenn sich der Bandapparat nur wenig geschädigt erweist; man wird bei schlotterigem Gelenke das Bein durch Pölster, die man in die Kniekehle schiebt, in wechselnde Beugegrade bringen, sowie die Schwellung und der Erguß im Knie geschwunden sind, einen steifen Verband, in nahezu völliger Streckstellung anlegen und diesen um so länger liegen lassen, je wackeliger das Knie geworden ist. Bei den geringsten Graden wird das einen Monat dauern, bei den höchsten wird man drei bis vier Monate warten und dann oft genug noch einen Tutor tragen lassen müssen, das ist ein Apparat mit seitlichen Stahlschienen und einem Gelenke in der Höhe des Kniees und einem Gelenke in der Höhe des oberen Sprunggelenkes.

Häufiger als die Knieverrenkung ist die Verrenkung des Meniskus. Sie erfolgt durch plötzliche Auswärtsrollung der Tibia bei leicht gebeugtem Knie, und gleichzeitiger Abduktion des Unterschenkels. Der Meniskus reißt dabei an seiner vorderen Ansatzstelle ab und löst sich eine Strecke weit von der Tibia. Schiebt sich nun das abgelöste Ende des Bandes zwischen die Gelenkskörper, so entsteht das Bild der eingeklemmten Gelenksmaus. Die Einrichtung erfolgt gewöhnlich von selbst. Man unterstützt sie auf folgende Art: der Verletzte setzt sich, schiebt seine Faust unter die Kniekehle und erhebt damit den Unterschenkel genügend hoch, damit er frei schwingen könne.

Während der Unterschenkel nun hin- und herpendelt, drückt man auf den Gelenksspalt, und zwar medial von der Patella. Es kann das der Verletzte auch selbst machen. Sowie die Bandscheibe aus der Klemme heraußen ist, kann das nahezu gestreckte Knie wieder gebeugt werden; die Schmerzen lassen bald nach. Kommt man nicht gleich beim ersten Versuche zum Ziele, so unterstützt man die Einrichtung durch Rotationen der Tibia, versucht auch etwas Abduktion. Nach erfolgter Einrichtung läßt man einige Tage eine elastische Einwicklung des Kniees tragen. Auf Wiederholung der Einklemmung muß man gefaßt ein, eine Anheilung der Bandscheibe ist nicht zu gewärtigen. Nur von der Operation (Resektion oder Exstirpation des Meniskus) ist die vollständige Heilung zu erwarten.

Die Verrenkungen des Fußes im oberen Sprunggelenke.

Wird der Fuß in extreme Stellung gebracht, und das geschieht vor allem beim Umfallen, wenn der Fuß auf dem Boden fixiert ist (auf gefrorenem Boden, einem weichen Teppich), so kommt es zu Verrenkungen im oberen Sprunggelenke. Sie gehen immer mit Brüchen im Bereiche der Knöchel einher. Der Bruch erfolgt regelmäßig oberhalb des äußeren Knöchels und an der Spitze des inneren Knöchels.

Am häufigsten und durch die üblen Folgen berüchtigt ist die laterale Luxation des Fußes (Abbildung 16). Das Gelenk klafft entweder medial oder aber der Talus erfährt infolge starker Knickung des supramalleolaren Bruches am Wadenbeine eine seitliche Verschiebung nach außen. Die Einrichtung gelingt leicht und ohne Narkose, selbst nach Tagen, aber der Fuß behält eine große Neigung, immer wieder in die falsche Stellung zurückzusinken. Man kann das mit Gewichtszügen, mit einer Holzschiene, mit einer Gipslongette oder mit einem zirkulären Gipsverbande verhüten.

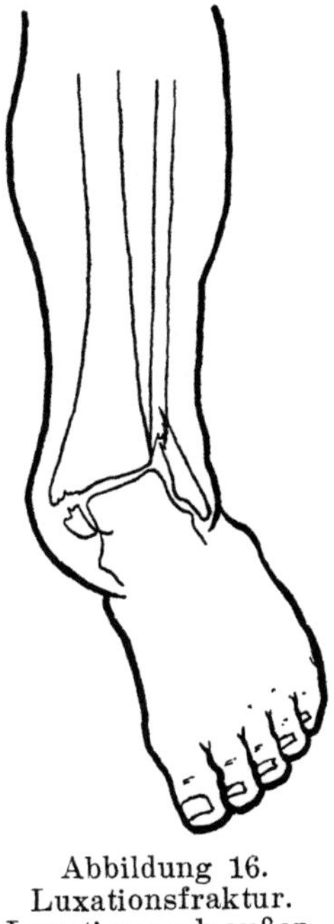

Abbildung 16.
Luxationsfraktur.
Luxation nach außen.

Den Zugverband führt man als Längszug mit Heftpflaster mit vier Kilogramm Belastung (wie bei einer Unterschenkelfraktur) aus. Der Querzug wird mit einer zwei bis drei Finger breiten Binde gemacht, die knapp über den Knöcheln an das Heftpflaster angenäht wird. Das Gewicht hängt über den Bettrand heraus. Es ist das die Behandlung mit der man gewöhnlich anfängt. Die Röntgenuntersuchung stellt dann fest, ob sie genügt. Der Vorteil dieses Verfahrens ist, daß man nachträgliche Anschwellung des Fußes nicht befürchten muß und daß die verletzte Stelle sichtbar bleibt. Nachteilig ist, daß der Verletzte ans Bett gefesselt ist, der Verband fort überwacht werden muß und sich oft als unzulänglich erweist. Mit einer Holzschiene kann man die Reluxation sehr wirksam verhüten, wenn man die Schiene an der Außenseite anbringt und entsprechend unterlegt. Es gehört ein Stück Schwamm (Natur- oder Kautschukschwamm) von der Größe und Form eines größeren Stöpsels auf die Gegend des oberen Fibulaendes, ein kleiner genau unter die Spitze des lateralen Knöchels. Nun legt man die Schiene an und befestigt sie mit Bindentouren. Jene die über den inneren Knöchel ziehen, die Knöchelgegend also der Schiene nähern, den Fuß in Supination drängen, müssen besonders fest angezogen werden. Die Schiene ist um so wirksamer, je fester man hier anzieht. Der Nachteil des Verfahrens liegt darin, daß die Schiene höchstens 24 Stunden liegen bleiben darf, weil sonst Dekubitus entsteht. Die Gipslongette fertigt man mit einer Gipsbinde von etwa acht Zentimeter Breite, sechs bis acht Meter Länge. Eine Bank oder Tischplatte wird auf eine Länge von 70 Zentimetern mit Vaselin bestrichen, und nun läßt man die gut durchfeuchtete, leicht ausgedrückte Gipsbinde hin- und herlaufen, streift die Luftblasen gut aus und fertigt ein etwa 60 Zentimeter langes Gipskataplasma. Dieses legt man über die Ferse, die Wade und den Fuß und wickelt es mit einer Kalikotbinde fest. Dann suspendiert man den Unterschenkel mit zwei Tüchern. von denen eines die Wade, das andere die Ferse hoch hält. In 12 bis 24 Stunden ist das Gipskataplasma steinhart und fixiert zuverlässig. Während dieser Zeit muß man aber mit der Schiene für die Korrektur sorgen. Der Verband ist sicher und leicht, eine nachträgliche Schwellung hat keine nachteiligen Folgen, der Verletzte kann mit Krücken herumgehen, doch ist die Gipsschiene etwas gebrechlich. Sicherer ist der zirkuläre Gipsverband, doch darf er erst angelegt werden, wenn man das Auftreten einer Schwellung nicht mehr zu besorgen hat. Longette wie Verband werden auf die Haut oder über einen Strumpf, stets ohne Watte angelegt.

Am zweckmäßigsten ist die Kombination: Schiene und Gipslongette oder Schiene und Gipsverband. Die Schiene und die beiden Pölster müssen nach 12 Stunden entfernt werden. Verwendet man die Schiene bei der Longette, so verfährt man folgendermaßen: zuerst wird die Schiene angelegt, dann die Longette in leichter Windung an der schienenfreien Seite; 12 Stunden später durchtrennt man die Kalikotbinde mit einem Schnitte auf der Schiene, nimmt diese und die beiden Pölster ab, und schneidet die überstehenden Bindenenden weg oder wickelt über die Gipshohlschiene samt den wegstehenden Bindenresten eine gestärkte oder eine Gipsbinde. Kombiniert man die Schiene mit einem zirkulären Gipsverbande, so muß man den Gipsverband zuerst ausführen und legt dann schnell, ehe der Gipsverband erhärtet, die Schiene mit den beiden Pölstern und Bindentouren an. Die beiden Pölster drücken den Gipsverband tief ein, deshalb muß man diese Stellen im ganzen Umfange 12 Stunden später ausschneiden. Man kann auch so verfahren, daß man die Pölster vor Anlegung des Gipsverbandes auflegt, mit den Gipsbinden nur ganz wenig deckt, schließlich die Schiene anlegt und mit einer Kalikotbinde fest anzieht. Es ist die Beseitigung der Pölster dadurch erleichtert. Schwer reponierbare Luxationen wird man besser nach der ersten, die anderen nach der zweiten Methode behandeln. Mit diesen Mitteln kann man leicht die Verschiebung bei den lateralen Luxationen beheben.

Bei den **medialen Verrenkungen** wird man in analoger Weise vorgehen, die Schiene aber medial anlegen. Es kommt nun vor, daß die Spitze des inneren Knöchels nicht rasch genug oder nicht fest genug anheilt. Wenn man nun den Fuß nach der Regel acht Wochen später ohne Gipsverband belasten läßt, so kann er ziemlich schnell wieder in die fehlerhafte Stellung geraten und ist dann nur mehr durch eine Operation zu redressieren. Die Nachbehandlung erfordert deshalb genaue Überwachung. Kann man nicht auf Grund einer Röntgenkontrolle vorgehen, so belasse man den Verband acht Wochen. In dieser Zeit wird er meistens einmal gewechselt werden.

In den letzten Wochen ist das Auftreten im Gipsverbande gestattet. Dann gibt man dem Verletzten einen Plattfußschuh mit einer lateralen Schiene und einem Knöchelriemen (den typischen Plattfußschuh). Der Riemen muß aber die Knöchelgegend gut gegen die Schiene ziehen und stets fest angezogen sein. Dieser Schuh soll nicht vor Ablauf eines Jahres abgelegt werden. Während dieser Zeit, insbesondere in den ersten Wochen, soll der Verletzte kontrolliert werden, damit sich nicht unversehens ein traumatischer Plattfuß einstelle. Die Adduktionsluxationen erfordern keine besonderen Maßnahmen in der Nachbehandlung, weil die übermäßige Supination durch das Herumgehen von selbst korrigiert wird. Steht eine Röntgenkontrolle zur Verfügung, so stellt man fest, wann die knöcherne Vereinigung der Fibularfraktur und der abgebrochenen inneren Knöchelspitze erfolgt ist, und kann dann beruhigt jeden weiteren Schutz fortlassen. Die Dorsalflexion des Fußes muß gleich nach Abnahme des Gipsverbandes geübt werden. Das geschieht am besten im warmen Fußbade. Mit dem Sessel, auf dem der Kranke sitzt, rückt er der Fußwanne immer näher, bis sich die Ferse vom Boden der Wanne abhebt. Dann drückt er auf das Knie bis sie ihn wieder berührt. Bei der äußersten, so erreichbaren Dorsalflexion des Fußes beharrt er fünf bis zehn Minuten. Die Übungen müssen aber auch tagsüber (also ohne Bad) fleißig gemacht werden. Wichtiger als das Hin- und Herbewegen ist es, den höchsten erreichbaren Grad der Dorsalflexion möglichst lang einzuhalten. Ist das Bein erstarkt, so kann man mit Kniebeugen die Behandlung fortsetzen.

Auf eine **vollständige Einrenkung** muß man Wert legen und darf, wenn die Röntgenkontrolle ergibt, daß das mit unblutigen Mitteln nicht zu erzielen ist, auch vor einer Operation nicht zurückschrecken; sie besteht in einer Korrektur der Fibulafraktur und Befestigung der abgebrochenen medialen Knöchelspitze.

Mitunter wird der Fuß so gewaltsam nach der Seite gedrückt, daß die Haut über dem inneren Knöchel quer aufreißt und die obere Bruchfläche des inneren Knöchels heraustritt. Da aber der Schuh gewöhnlich Stand hält, wird eine Verschmutzung in der Regel verhütet, und dann kann die Einrichtung vorgenommen werden. Ist aber die Wunde verschmutzt, so muß man sie schleunigst und gründlichst reinigen; man muß die Wunde rücksichtslos erweitern, um alle Nischen aufzudecken, und man muß das mit Schmutz imprägnierte Gewebe ausschneiden. Ob man dann einrichtet, unterliegt dem persönlichen Ermessen. Muß man eine bedenklichere Infektion annehmen, so ist die Einrichtung zu unterlassen oder zu verschieben. Gewaltsames Vorgehen ist unter allen Umständen unstatthaft, deshalb ist die Extensionsbehandlung am empfehlenswertesten. Man führt sie am besten mit einem Steinmannschen Nagel oder mit Draht oder mit der Schmerzklammer an der Ferse aus. Somit ist, wenn irgendmöglich, Anstaltsbehandlung herbeizuführen. Für den Transport eignet sich die Gipshohlschiene; man macht sie recht dick, damit sie bald tragfähig sei.

Unter den Verrenkungen des Fußes ist die häufigste die **Abduktionsluxation**, das ist also die nach außen; die

nächst häufige ist die Luxation nach hinten. Die Verrenkung nach innen und die nach vorne sind sehr selten.
Bei der Luxation des Fußes im oberen Sprunggelenke nach hinten ist die Einrichtung leicht; schwierig ist es nur, die Einrichtung festzuhalten. Sie geht auch mit einem Bruche der Fibula oberhalb des Knöchels und mit einem Bruche des inneren Knöchels an der Spitze einher. Dazu kommt regelmäßig ein Bruch am hinteren Rande der Tibiagelenksfläche. Dort wird ein keilförmiges Knochenstück ausgebrochen, doch hat man damit kaum jemals zu schaffen. Diese Verrenkung ist an dem vorderen Rande der Tibiagelenksfläche zu erkennen; dieser Rand springt auf der Streckseite vor, und bildet eine tastbare und oft auch sichtbare Stufe. Ist die Verschiebung höheren Grades, dann springt die Ferse hinten stärker vor, während der Fuß von vorne gesehen kürzer erscheint. Die Einrichtung führt man so aus, daß man sich an das Fußende des Bettes stellt und nun mit beiden Händen derart zugreift, daß die beiden Daumen auf das untere Tibiaende vorne (die vorspringende Stufe) aufgesetzt werden, die übrigen acht Finger die Ferse umfaßen. Drücken die Daumen hinunter, die anderen Finger hinauf, so schnappt das Gelenk ein. Mitunter ist es nötig die Wadenmuskel durch Beugung des Knies und des Fußes zu entspannen. Sowie man aber ausläßt, sinkt der Fuß gewöhnlich bald in die vorige Lage zurück. Man erhält den Fuß entweder mit einem Gewichtszuge oder mit einem Gipsverbande unter Dorsalflexion in der eingerichteten Lage.

Den Gewichtszug führt man so aus, daß man einen Socken im Bereiche des Fußrückens und der Sohle mit Mastisol anklebt, und den anderen Teil entweder auf den Fußrücken zurückschlägt oder abschneidet. An der Fußspitze befestigt man eine Schnur und führt mit ihr einen Zug in die Höhe, und etwas kopfwärts aus. Das kann so geschehen, daß man den Unterschenkel in einer Reifenbahre (zwei hölzerne Faßreifen) suspendiert, und die Schnur über die Reifenbahre hinauf, dann über die Bettlehne hinunter führt. Ein bis zwei Kilogramm Gewichtszug genügen. Eine Röntgenkontrolle ist erforderlich, weil kleine Reste der Luxation unentdeckt bleiben können und die Dorsalflexion dauernd schädigen. Ist die Reposition vollkommen gelungen, so legt man ein Gipskataplasma an. — Hat man die erforderlichen Behelfe nicht, so verfahre man folgendermaßen: der Socken wird angeklebt, die Schnur über eine offene Kastentür, an die man mit dem Verletzten herangerückt ist, womöglich so gezogen, daß der Fuß dorsal flektiert wird; die Schnur wird gut belastet.

Wird der Unterschenkel dadurch gehoben, so wird man das gestreckte Knie mit einem Bindenzügel abwärts ziehen. Nun wird ein Gipsverband ohne Watte, nur über den Socken angelegt, wenn keine nachträgliche Schwellung zu befürchten ist, sonst aber eine Gipshohlschiene gemacht. Nach sechs bis zehn Stunden kann man die Züge entfernen und am nächsten Tage den Verletzten zur Röntgenuntersuchung schicken. Nur selten wird man auf solche Art nicht ganz zum Ziele kommen, und die Operation empfehlen müssen. Die weitere Behandlung verläuft nach den gleichen Regeln, die für die laterale Verrenkung (Seite 32) gegeben wurden.

Führt extreme S p i t z f u ß s t e l l u n g zur Luxation des Fußes nach hinten, so luxiert extreme D o r s a l f l e x i o n den Fuß nach vorn. Bei der Einrichtung hat man vor allem die Wadenmuskel so viel als möglich zu entspannen. Spitzwinkelige Beugung des Kniees ist also geboten. Man stellt sich zur Seite des Verletzten mit dem Gesichte dem Fußrücken zugewendet. Dann umfaßt man die Knöchelgegend so, daß die Daumen auf die vorn herausgetretene Talusrolle, die anderen Finger in der Gegend der Achillessehne liegen. Mit den Daumen drückt man den Talus hinunter und rückwärts. Gelingt das so nicht, so läßt man durch einen Gehilfen den Fuß etwas dorsal flektieren und macht dann das Einrichtungsmanöver. Die Einrichtung wird durch Spitzfußstellung gesichert.

Die Verrenkungen des Fußes im unteren Sprunggelenke.

Hält das obere Sprunggelenk bei extremer Bewegung des Fußes Stand, so kann eine Verrenkung im unteren Sprunggelenke entstehen. Es ergeben sich dabei ähnliche Haltungen des Fußes wie bei den Verrenkungen im Talocruralgelenke, doch wird man, sobald man an die Möglichkeit einer Verwechslung denkt, bald herausfinden, daß die Knöchel ober der Achse der Knickung liegen. Dann wird man den Kopf des Talus, der unter der Haut liegt, ja mitunter sogar aus der aufgerissenen Haut herausschaut, erkennen. Die Verrenkungen können nach beiden Seiten, nach vorne und nach hinten, erfolgen. Die Einrichtung gelingt zu Beginn so leicht, daß sie schon vor Ankunft des Arztes erfolgt sein kann. Man halte sich gegenwärtig, daß zwei Gelenke verrenkt sind. Es ist die Verbindung zwischen Talus und Calcaneus, aber auch die zwischen Talus und Naviculare gesprengt.

Die E i n r i c h t u n g wird damit eingeleitet, daß man die Achillessehne durch Beugung des Kniees und des Fußes entspannt. Dann übertreibt man die fehlerhafte Stellung ein wenig und geht in die richtige Haltung des Fußes über. Steht der Fuß so, daß die Sohle medial gerichtet ist (Luxatio sub talo nach innen), so faßt man an der Seite des Verletzten stehend mit einer Hand die Knöchelgegend und setzt den Daumen auf den vorragenden Taluskopf; mit der anderen Hand faßt man den Fuß supiniert noch etwas mehr und bringt dann den Fuß in Pronation und drückt gleichzeitig den Taluskopf in die Tiefe. Steht der Fuß mit der Sohle lateral gerichtet (Luxatio sub talo nach außen), so stellt man sich zwischen die Füße des Verletzten, denn jetzt steht der Taluskopf medial heraus, faßt wieder mit einer Hand die Knöchelgegend (mit der linken, wenn der linke Fuß verrenkt ist) und mit der anderen Hand den Fuß. Dann verfährt man in der analogen Weise wie gerade beschrieben wurde. Bei der Verrenkung nach hinten wird man sich vor den Fuß stellen, die Ferse mit beiden Händen umfassen, die Daumen auf den Taluskopf setzen; bei gut entspannter Wadenmuskulatur holt man den Fuß vor, drückt den Talus zurück, führt Dorsalfiexion des Fußes aus und sichert diese mit Pölstern oder Sandsäcken. Es kann aber durch zwischengelagerte Gewebsstränge die Reposition verhindert werden; dann soll operiert werden.

Reluxationen sind wenig zu fürchten, daher besteht die Nachbehandlung in elastischer Einwicklung und baldiger Benützung des Fußes. Gleich in der ersten Zeit sorgt man dafür, daß der Fuß in wechselnde Lage kommt und in dieser festgehalten wird. Natürlich wird man jene Haltung, die der Fuß infolge der Luxation einnahm, lange Zeit nicht forzieren. Steife Verbände sind gewöhnlich nicht nötig, und das Gehen ist oft schon in zwei bis drei Wochen möglich. Der Fuß soll aber lange Zeit elastisch eingewickelt sein, auch soll ein Schnürschuh mit Plattfußeinlage getragen werden.

Ist die Haut geplatzt und schaut der Taluskopf heraus, so hängt alles davon ab, ob die Wunde infiziert ist. Blieb der Schuh unverletzt und findet man die Verletzung frisch, ohne jede Verunreinigung, so wird man die Einrichtung vornehmen; sonst aber davon abstehen. Wenn irgend möglich wird man derartige Verletzte einer Anstaltsbehandlung zuführen. Bei gröberer Verunreinigung muß man unverzüglich daran gehen, allen sichtbaren Schmutz zu entfernen, und muß das Bein auf eine Schiene lagern, um jede Bewegung hintanzuhalten. Am besten ist ein Gipskataplasma, wie es bei den Verrenkungen im oberen Sprunggelenke (Seite 30) beschrieben wurde. Die Wunde bleibt jedenfalls offen, wird weder tamponiert noch drainiert.

Die Verrenkungen des Talus.

Etwas häufiger als die eben erwähnte Verrenkungsform ist die Lösung des Sprungbeines aus einem Teile oder aus allen seinen Verbindungen. Es kann der verrenkte Knochen selbst die Haut zum bersten bringen und sogar ganz herausspringen. Die Verrenkung kann nach verschiedenen Richtungen erfolgen und sich mit Drehungen des frei gewordenen Knochens nach verschiedenen Achsen komplizieren. Aus all dem ergibt sich, daß die Diagnose bei unverletzter Haut und etwas stärkerer Schwellung sehr schwer, unsicher und nur unvollkommen sein wird, solange man kein Röntgenbild zur Verfügung hat; und selbst dieses wird meistens schwer zu deuten sein.

Die Einrichtung versucht man folgendermaßen: der Verletzte liegt am Bettrande; man stellt sich daneben, so daß man dem Verletzten den Rücken zeigt; dann nimmt man das verletzte Bein so auf die Schulter, daß das Knie auf der Schulter ruht und der Unterschenkel dem Arzte vorn herunterhängt. Den verletzten Fuß umfaßt man nun mit beiden Händen, die Daumen an der Ferse, die anderen Finger am Fußrücken. Wiederum steigert man zuerst die fehlerhafte Stellung, zieht den Fuß abwärts, drückt mit den Fingern auf den Talus und sucht in die gegenteilige Fußhaltung und Dorsalflexion überzugehen. Die Einrichtung mißlingt oft — bisher gelang sie nur in ein Viertel der Fälle. Bleibt die Verrenkung unbehoben, so erwachsen Gefahren. Die Haut kann vom Talus bis zur Gangrän gespannt werden. Eine andere Gefahr droht durch die Nekrose des Talus, die auch zur Eiterung führen kann. Geschieht nichts von dem, so ist der Fuß doch gebrauchsunfähig; und deshalb soll bei irreponibler Luxation operiert werden. In der ersten Zeit wird man die blutige Einrichtung vornehmen können; kommt der Fall erst später zum Chirurgen, so wird die Exstirpation des Talus vorgenommen werden müssen; diese gibt einen gebrauchsfähigen Fuß und deshalb kann man auch bei offener Verrenkung, wenn der Talus stark herausgetreten ist, ohne Bedenken den Knochen ganz fortnehmen. Ist die Einrichtung gelungen und die Haut unverletzt, so gibt man eine elastische Einwicklung. Tritt keine Nekrose des Talus auf, so kann der Verletzte drei Wochen später zu gehen versuchen. Er wird aber einen festen Schuh mit Plattfußeinlage nötig haben.

Die Verrenkungen in der Fußwurzel.

Diese Verrenkungen sind wegen des ungemein festen Gefüges recht selten und gewöhnlich mit Brüchen verbunden, so daß sie unregelmäßig verlaufen. Es kommen Verrenkungen im Chopartschen und Lisfrankschen Gelenke vor, sie sind aber immer mit Knochenbrüchen verbunden. Auch einzelne Fußwurzelknochen können aus der Verbindung gelöst werden. Wegen der großen Mannigfaltigkeit lassen sich Regeln für den besonderen Fall nicht geben, doch empfiehlt es sich im allgemeinen, die fehlerhafte Haltung zuerst zu übertreiben und dann unter Druck auf die herausstehenden Knochenteile in die gegenteilige Haltung überzugehen. Meistens wird für wenige Wochen ein Gipsverband angelegt werden müssen, dann aber das Herumgehen in einem Schnürschuh mit Plattfußeinlage gestattet werden können. Bleiben diese Verrenkungen unbehoben oder werden sie nur teilweise eingerichtet, so ist das für die Gebrauchsfähigkeit oft von überraschend geringem Nachteile. Meistens wird lange Zeit eine elastische Einwicklung getragen werden müssen.

Sachverzeichnis.

Anästhesierung 4
Arthritis deformans . . . 5
Daumenverrenkung 20
Distentionsluxation des Radius-
  köpfchens 2
Distraktion 1, 4
Einrichtung 2
Ellbogenverrenkung . . . 16
Fingerverrenkung 21
Fußverrenkung 29
Fußverrenkung im unteren
  Sprunggelenke 34
Fußverrenkung nach hinten . 33
Fußverrenkung nach innen . 31
Fußverrenkung nach vorne . 34
Fußwurzelverrenkung . . . 36
Habituelle Verrenkung . . 5, 16
Handverrenkung . . . 19
Hüftverrenkung 22
Infizierte Verrenkung . . 6
Irreponible Verrenkung . . 4
Kapselriß 1
Kiefergelenksverrenkung . . 11
Kniescheibenverrenkung . . 26

Knieverrenkung 27
Lähmung nach Verrenkung 6, 7
Luxationsfraktur 1
Meniskusverrenkung . . . 28
Myositis 5
Nachbehandlung 6
Offene Verrenkung 6
Patellarluxation 26
Radiusköpfchenverrenkung . 19
Röntgenuntersuchung . . . 2
Schlüsselbeinverrenkung . 12
Schulterverrenkung . . . 13
Sprungbeinverrenkung . . 36
Subluxation 1
Talusluxation 36
Torsionsmethoden 13
Traktionsmethoden 13
Transponierte Luxation . . 14
Transposition 22
Unterschenkelverrenkung . 27
Untersuchung auf Verrenkung 2
Wirbelsäulendistorsion . . 9
Wirbelverrenkung 7

Verlag von Julius Springer in Wien I.

In Verbindung mit den Büchern der Ärztlichen Praxis und nach den gleichen Grundsätzen redigiert, erscheint die Monatsschrift

Die Ärztliche Praxis

Unter steter Bedachtnahme auf den in der Praxis stehenden Arzt bietet sie **aus zuverlässigen Quellen sicheres Wissen** und berichtet in kurzer und klarer Darstellung über alle Fortschritte, die für die ärztliche Praxis von unmittelbarer Bedeutung sind.

Der Inhalt des Blattes gliedert sich in folgende Gruppen:

Originalbeiträge: Diagnostik und Therapie eines bestimmten Krankheitsbildes werden durch erfahrene Fachärzte nach dem neuesten Stand des Wissens zusammenfassend dargestellt.

Fortbildungskurse: Die internationalen Fortbildungskurse der Wiener medizinischen Fakultät teils in Artikeln, teils in Eigenberichten der Vortragenden. Das Gesamtgebiet der Medizin gelangt im Turnus zur Darstellung.

Seminarabende: Dieser Teil gibt die Aussprache angesehener Spezialisten mit einem Auditorium von praktischen Ärzten wieder.

Neuere Untersuchungsmethoden: Die Rubrik macht mit den neueren, für die Praxis geeigneten Untersuchungsmethoden vertraut.

Aus neuen Büchern: Interessante und in sich abgeschlossene Abschnitte aus der neuesten medizinischen Literatur.

Zeitschriftenschau: Klar gefaßte Referate sorgen dafür, daß dem Leser nichts für die Praxis Belangreiches aus der medizinischen Fachpresse entgeht.

Der Fragedienst vermittelt jedem Abonnenten in schwierigen Fällen, kostenfrei und vertraulich, den Rat erfahrener Spezialärzte auf brieflichem Wege. Eine Auswahl der Fragen wird ohne Nennung des Einsenders veröffentlicht.

Die Ärztliche Praxis kostet **im Halbjahr zurzeit Reichsmark 3·60** zuzüglich der Versandgebühren.

Alle Ärzte, welche die Zeitschrift noch nicht näher kennen, werden eingeladen, Ansichtshefte zu verlangen.

Innerhalb Österreich wird die Zeitschrift nur in Verbindung mit dem amtlichen Teil des Volksgesundheitsamtes unter dem Titel „Mitteilungen des Volksgesundheitsamtes" ausgegeben.

Verlag von Julius Springer in Wien I.

Konservative Frakturenbehandlung

Von

Privatdozent Dr. **Leopold Schönbauer**
Assistent der I. Chirurgischen Universitätsklinik in Wien
Mit etwa 138 Textabbildungen. Etwa 270 Seiten
Erscheint im Sommer 1928

Im allgemeinen Teil werden die Methoden der konservativen Frakturenbehandlung eingehend besprochen, im speziellen Teil wird ihre Anwendung bei den verschiedenen Knochenbrüchen gezeigt und versucht, durch Nachuntersuchungen, die das große Material der Klinik Eiselsberg erfassen, zu zeigen, zu welchen Enderfolgen die verschiedenen Methoden führen und welche Maßnahmen den Vorzug zu verdienen scheinen.

Medizinisches Seminar

Herausgegeben vom
Wissenschaftlichen Ausschuß des Wiener medizinischen Doktorenkollegiums

508 Seiten. Ausgabe 1926. In Ganzleinen gebunden Reichsmark 13·50
Wenige Monate nach Erscheinen mußte, um der wachsenden Nachfrage zu genügen, ein unveränderter Neudruck angefertigt werden.
Der praktische Arzt findet hier in gedrängter Form die wichtigsten Fragen, die in der Praxis an ihn herantreten, knapp und übersichtlich beantwortet und nach Materien geordnet. Ein sorgfältiges alphabetisches Register ermöglicht ein rasches Nachschlagen.

Medizinisches Seminar — Neue Folge

eine notwendige Ergänzung
des obigen Bandes. In der neuen Folge wurden insbesondere jene Themen aufgenommen, die im ersten Band (Ausgabe 1926) unberücksichtigt blieben.
445 Seiten. 1928. In Ganzleinen gebunden Reichsmark 13·50

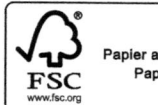

MIX
Papier aus verantwortungsvollen Quellen
Paper from responsible sources
FSC® C105338

If you have any concerns about our products,
you can contact us on
ProductSafety@springernature.com

In case Publisher is established outside the EU,
the EU authorized representative is:
**Springer Nature Customer Service Center GmbH
Europaplatz 3, 69115 Heidelberg, Germany**

Printed by Libri Plureos GmbH
in Hamburg, Germany